看護のための
授業づくり
ガイド

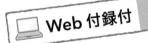
Web 付録付

服部 律子
奈良学園大学保健医療学部教授・母性看護学・助産学

任 和子
京都大学大学院医学研究科教授・人間健康科学系専攻

医学書院

看護のための授業づくりガイド［Web付録付］

発　　行　2024年4月30日　第1版第1刷©

著　　者　服部律子・任　和子

発行者　株式会社　医学書院

　　　　　代表取締役　金原　俊

　　　　　〒113-8719　東京都文京区本郷1-28-23

　　　　　電話　03-3817-5600（社内案内）

印刷・製本　三美印刷

ISBN978-4-260-05316-7

はじめに

　この本は，私たちが教員になったばかりのときを振り返り，こんなことが知りたかったな，こんなことを知っているとよかったなと思ったことを詰め込んだものです．

　取り上げている項目は奥が深く，とてもこの1冊で説明しきれるような内容ではありません．しかし，教員になって間もない頃は，その1つひとつを深く学んでいるゆとりはなく，ちゃんと学びたいなと思いつつも日々の業務に追われ，先輩や同僚に聞いたり相談したりしながら，なんとか"自分なり"にやっているというのが実情ではないでしょうか．また，困っていることや改善したいことはあっても，そのために何を学べばよいか，どんな本を読めばよいのかわからないということもあります．

　臨床などで実践を積んできて，さまざまな場面に応じて看護することの醍醐味を感じるようになると，そのことを学生たちに伝えたいと思う一方，教員になって授業をしてみると，初めて看護を学ぶ学生にわかるように教えることの難しさを痛感します．自分が学生のときに教わってきたことを思い出しながら授業してみてもうまくいかないことも多々あり，教員には，優れた看護の実践者であることに加え，教育に関する知識が不可欠であることを実感します．

　そんなときに活用していただけるよう，看護を教育するうえで必要となる知識を，「まず，こんなことがわかっているといいな」と思う内容に絞り込み，「忙しいなかでも，必要な項目をさっと読める」ことを目指してこの本をつくりました．そして，初めてのときには「これってどうつくればいいの」と思うような教育の場面で使う様式の例や「百聞は一見に如かず」と思われる場面を動画で見ていただけるよう，Web付録として資料を提供しました．さらに詳しく知りたいという場合には参考文献を

活用して知見を広めていただければと思います.

　専門分野に関する知識や技術を，学習者が効果的，効率的に学べるよう，教育の質を向上させることが求められている今，さまざまな教育方法を活用し，学生の皆さんが関心をもって主体的に学べるよう工夫することは容易ではありません．それでも，専門職を育てるやりがいも大きいのが看護教育です.

　「こんなときどうすればいいんだろう」「何かいい方法はないかな」と思ったときに参考にしていただける，そんな1冊としてお役立ていただければ幸いです.

2024年4月

著者を代表して　服部律子

目　次

3 評価方法 講義・演習・実習はこう評価する

4 改善方法 それぞれの段階で改善する

Column

Web付録のご案内

　本書の資料・動画は PC, タブレット端末, スマートフォン(iOS, Android)でご覧いただけます(フィーチャーフォンには対応していません). 下記 QR コードまたは URL から Web サイトにアクセスし, シリアル番号(本書袋とじに記載されています)を入力してください.

QR コード

URL

https://www.igaku-shoin.co.jp/book/detail/112193/appendix

　本 Web サイトの利用ライセンスは, 本書 1 冊につき 1 つ, 個人所有者 1 名に対して与えられるものです. 第三者へのシリアル番号の提供・開示は固く禁じます. また図書館, 図書施設など複数人の利用を前提とする場合には, 本 Web サイトを利用することはできません. 不正利用が確認された場合は, 閲覧できなくなる可能性があります.

ご注意

・Web 動画を再生する際の通信料は読者の方のご負担となります.
・配信される Web 動画は予告なしに変更・修正が行われることがあります. また予告なしに配信を停止することもありますのでご了承ください.
・Web 動画は書籍の付録のため, ユーザーサポートの対象外とさせていただきます.
・動画には音声もありますので, 再生する際には周囲の環境にご注意ください.

資料・動画一覧

1

授業設計

授業計画は
こう立てる

Q 01 授業はまず何から準備 すればいいのでしょうか?

A 01 授業の設計から始めます

　授業を担当することになった場合，まず「何を教えればいいんだろう」と教える内容を中心に考えがちです．何を教えるかは大事なことですが，授業では，それと同じくらい「**どのように教えるか**」が重要です．

　この内容と教え方の2つは自転車の前輪と後輪のようなもので，どちらか片方が欠けてしまったり，2つの大きさのバランスが悪かったりするとうまく進みません．そこでこの2つをバランスよく設定するために必要となるのが授業設計です．

「授業」とは

　まず「授業」とは何かを確認しておきましょう．「**授業」には "セッション" と "コース" という2つの意味**が含まれます．"セッション" は，「○月○日の○限目の食事の援助の授業を担当する」のように1回(通常90分)の教育活動を指します．これに対して "コース" とはいわゆる科目のことで，「前期15回開講する成人看護学概論を担当する」というような，1つの学期の間に15回などの "セッション" で構成されるものです．

　コースを担当する場合にも，セッションを担当する場合にも，授業設計から始めます．

なぜ授業設計が必要なの？

　看護教育では，学生が学ばなくてはいけないことがたくさんあります．実習や国家試験を考えると，講義や演習で「あれも教えておかないと」「これも教えておかないと」と思いがちです．しかし私たちは，今までのさまざまな経験から，教えたことを学生がすべて身につけたわけではないことをよく知っています．

　重要なのは「何を教えたか」ではなく，「学生が何を身につけたか」です．学生ができるだけ多くのことを効率的に習得できるよう，学生に合った授業を実践するために授業設計が必要なのです．

授業設計をすると

　担当する科目もセッションも，すべて「カリキュラム」の一部です．カリキュラムを終えたときの目標である卒業時の到達目標に向かって各科目が設定されていますから，教員が自分の好きなように授業をしてしまうと，このカリキュラムに沿わなくなる危険性が出てきます．これでは卒業時の到達目標に達することはできません．カリキュラム全体でのその科目の位置づけや，科目のなかでのそのセッションの位置づけ，ほかの科目との関連性などを考えながら**授業設計をすることでカリキュラムに沿った効果的な授業になります**．

　また，授業設計がされていると，授業の見直しをするときに，どこが効果的だったか，どこはうまくいかなかったのかが見え，**授業改善がしやすくなります**．

網羅主義と活動主義

授業をするうえで教員が陥りやすい2つの失敗があります.

1つめは,多くのことを網羅しようと**授業内容を詰め込みすぎて,逆に学生たちが学習目標に到達できなかった**という失敗です.「あんなに教えたのにちっともできていない」という経験はないでしょうか.

前述したように,学生は学ばなくてはいけないことがたくさんあります.教員も,授業でできるだけ多くのことを網羅しようと考えがちです.しかし,学生の理解できる以上の内容を詰め込み過ぎてしまうと,学生は「消化不良」を起こしてしまい,「いろいろ聞いたけど,何が大事かよくわからなかった」「どれも大事だと思うけどたくさんあり過ぎて覚えきれない」となり,結局,何も身につかず,学習目標に到達できないという結果に陥ってしまいます.

2つめは,体験を重視し,**さまざまな活動をさせたのに,学習目標に到達できなかった**という失敗です.「工夫してグループワークや体験を取り入れて授業をしたら,学生たちはとても楽しそうに授業に参加していたけれど,振り返りでは『楽しかった』という反応しか出てこなかった.肝心なことを覚えていない」という経験はありませんか.

授業は学生たちが関心をもって主体的に学べるようにと,方法が工夫されています.また,臨地実習ではさまざまな経験ができるよう計画されることもあります.このときに,その体験をどのような学びにつなげるかが計画されていないと,活動したり,体験したりすることのみが目的になってしまい,学習目標に到達しないということが起こります.このような事態を避けるためにも授業設計が役立ちます.

学生のレディネスの把握

授業を設計するうえでは,学生のレディネスの把握が重要です.レディネスとは,学習が成立するために必要な学習者の準備状況のことで

す．レディネスは，どのくらいの内容を授業しても理解できるか，どのような方法で授業すると関心をもって学習できるか，どれくらいの課題を出しても大丈夫かなど，授業を設計するうえですべてのことに関係してきます．

　レディネスには，学習者の知識，技能，体力，意欲，過去の経験などが含まれます．自分の科目よりも前に開講されている講義や演習で学生たちはどんなことを学んだのか，実習ではどのような経験をしたのか，その科目で自分が担当するセッションの前にどのようなことを学生は学んでいるのかなど，単に自分の担当する看護学分野だけでなく，**カリキュラム全体から学生のレディネスを確認しておく必要があります**．また，ほかの教員から情報を得るなどして学生の意欲や学習の様子を把握しておくことも大事です．

（服部律子）

指定規則って何?

　正確には「保健師助産師看護師学校養成所指定規則」といいます．1951(昭和26)年に制定されました．厚生労働省令の1つで，保健師，助産師，看護師を養成する学校養成所として指定を受けるために必要な事項を定めています．この指定を受けていなければ，国家試験受験資格を付与することができません．

　指定規則には，指定基準，指定や指定の取り消しの申請書に記載する事項，変更の承認または届出を要する事項，報告を要する事項などが定められており，大学や専門学校といった学校種の違いはあっても，看護職を養成するすべての機関がこの規則に従って必要な事項を整備したり，手続きしたりする必要があります．

　指定基準には，修業年限，教育の内容(いわゆるカリキュラム)，教員数や教員の資格，同時に授業を行う学生数，備えておく設備(図書室や実習室，教室など)や備品(機械器具，標本，模型，図書など)，実習施設に関することなどが定められています．「カリキュラム改正」というのは，この教育の内容が変更されることです．

　2022(令和4)年10月までに5回のカリキュラム改正が行われ，教育内容の時間数・単位数は表1のように変遷してきました．専門科目も細分化され，表2のように変化してきました．1996(平成8)年の改正からは時間数ではなく，単位数で表されるようになり，2020(令和2)年の改正では教育の掃除関数の規定がなくなりました．

表1　看護師課程の教育内容の変遷

	1951 （昭和26）年	1967 （昭和42）年	1989 （平成元）年	1996 （平成8）年	2009 （平成21）年	2020 （令和2）年
基礎分野	150 時間	390 時間	360 時間	13 単位	13 単位	14 単位
専門基礎分野	310 時間	330 時間	510 時間	21 単位	21 単位	22 単位
専門分野 （講義・演習）	690 時間	885 時間	1095 時間	36 単位	40 単位	43 単位
専門分野 （臨地実習）	3,927 時間	1,770 時間	1,035 時間	23 単位	23 単位	23 単位
計	5,077 時間	3,375 時間	3,000 時間	93 単位 (2,895 時間)	97 単位 (3,000 時間)	102 単位 —

〔厚生労働省：看護師3年課程　教育内容の変遷より作成〕

表2　専門科目の変化

1967 （昭和42）年	1989 （平成元）年	1996 （平成8）年	2009 （平成21）年	2020 （令和2）年
看護学総論 成人看護学 小児看護学 母性看護学	基礎看護学 成人看護学 小児看護学 母性看護学 老人看護学	基礎看護学 成人看護学 小児看護学 母性看護学 老年看護学 精神看護学 在宅看護学	基礎看護学 成人看護学 小児看護学 母性看護学 老年看護学 精神看護学 在宅看護学 看護の統合と実践	基礎看護学 成人看護学 小児看護学 母性看護学 老年看護学 精神看護学 在宅看護学 看護の統合と実践

〔厚生労働省：看護師3年課程　教育内容の変遷より作成〕

📖 文献

1) 厚生労働省：保健師助産師看護師学校養成所指定規則（昭和二十六年文部省・厚生省令第一号），2022
https://elaws.e-gov.go.jp/document?lawid=326M50000180001 (2023/6/1 accessed)
2) 厚生労働省：看護師3年課程　教育内容の変遷
https://www.mhlw.go.jp/shingi/2009/04/dl/s0428-8f.pdf (2023/6/1 accessed)

（服部律子）

1 授業設計 授業計画はこう立てる

Q 02 授業はどう組み立てれば いいのでしょうか?

A 02 授業の目標→評価方法→授業の内容・方法の 順に考えていきます

　授業設計では，学生がその授業を通して到達すべき目標から考えると
よいでしょう．これを**逆向き設計**といいます(図 1-1)．

　コース(科目)の授業設計も，1回のセッションの授業設計も考え方は
同じです．また，同じテーマのセッションのかたまりを「単元」と呼びま
すが，単元の授業設計も同様に考えます．

目標		評価方法		内容・方法
授業終了時に学生がどのようなことができるようになっていることを目指すのか	→	学生が授業の目標に到達したことをどのように確認するか	→	目標に到達するために，どのような内容をどのような方法で学習するのか

図 1-1　逆向き設計の考え方
それぞれの段階に対応する具体的な行動を書き表す.
〔関田一彦，安永悟：協同学習の定義と関連用語の整理，協同と教育 1：10-17，2005 より作成〕

目標から考える

　授業を組み立てる場合，まず何を教えようかと授業の内容から考えがちですが，これでは教員主体の授業の組み立てになってしまいます．Mager[2]は，授業設計では，①どこに向かうのか（目標），②到達したことをどのように確認するのか（評価），③どのように目標に到達するのか（方法），という目標，評価，方法に対応する3つの問いが重要だと述べています．

　「どこに向かうのか（何を身につけられるようになることを目指すのか）」という目標を意識することで，その授業での学習が科目全体の学習にどのように結びつくのかや，その科目の学習がカリキュラム全体での学習にどのように関連するのかがわかりやすくなり，まとまりのある教育となります．

目標が決まったら評価方法を考える

　次に，**「その目標に到達したことをどのような方法で確認するのか」**，評価方法を決めます．評価方法を考える過程で，目標をより具体化することを意識します．このことにより，どのような方法で学習するのが最適かを考えることができるようになります．

　たとえば，「○○が理解できる」という目標が示されることがよくありますが，ここでいう「理解できる」は，暗記できていればよい（覚えた知識を想起して正しく答えられればよい）のか，それとも覚えた知識を使って考えられることを目指しているのかでは評価方法が異なります．

　また，評価方法を考えながら目標を具体化することで学習方法も具体的になってきます．実施できるようになることを目指し，実技試験で評価するのであれば，授業では単に方法を口頭で説明するだけではなく，デモンストレーションをしたり，一度学生自身でやってみたりするといった方法が必要になります．確実に暗記できていることを目指して筆記試験で評価するのであれば，そのことを覚えられるような学習活動を

取り入れる必要があります．これらは当たり前のことで，誰もが感覚的に理解していることですが，それを明確に目標や評価方法として書き表すことで，より具体化させることができ，矛盾のない効果的な授業ができるようになります．評価方法については第3章で詳しく説明します．

最後に内容・方法を考える

　最後に，**「目標に到達するために，何（内容）をどのような方法で学習するか」** を考えます．まず，目標から，そこに到達するために必要な「要素」を抽出します．これが授業の内容になります．そして，それらの内容を効率的に学習できるようにするためにはどのような方法が適しているか，評価方法も考慮しながら考えます．

行ったり来たりしながら考える

　このように授業を組み立てますが，実際には，目標から方法までを一直線で考えるというよりも，評価方法を考えながら授業の目標を見直したり，それぞれの段階を行ったり来たりしながら組み立てていきます．

　授業には1回あたりの時間という制約もあるので，内容や方法まで考えたところで時間が足りず，目標から見直すということもあります．大切なことは，どこに向かおうとしているのか目標を明確にし，それに適した方法で目標に到達できたことを確認（評価）し，目標に到達するために必要な内容とその内容に適した方法で学習できるよう，一貫した組み立てをするということです．

📖 文献

1) 関田一彦，安永悟：協同学習の定義と関連用語の整理，協同と教育 1：10-17，2005
2) Mager RF：Preparing instructional objectives：a critical tool in the development of effective instruction, 3rd ed. Center for Effective Performance, 1997

（服部律子）

Column
2

モデル・コア・カリキュラムって何？

　2017（平成 29）年に文部科学省は，「看護学教育モデル・コア・カリキュラ
ム―『学士課程においてコアとなる看護実践能力』の修得を目指した学修目標
―」を策定し，発表しました[1]．これが，いわゆる "モデル・コア・カリキュ
ラム" です．

　モデル・コア・カリキュラムの策定の背景には，1992（平成 4）年の「看護
師等の人材確保の促進に関する法律」施行以降の看護系大学の急増がありま
す．

　1991（平成 3）年度には 11 校であった看護系大学が，2017（平成 29）年度に
は 255 校まで増加するなかで，2011（平成 23）年に「大学における看護系人材
養成の在り方に関する検討会」の最終報告書で「学士課程においてコアとなる
看護実践能力と卒業時到達目標」が示され，大学における看護学教育の質保
証について具体的な提言がなされましたが，その後もいくつかの課題が指摘
されてきました．

　また，社会のさまざまな変遷に対応し，看護師として必要となる能力を備
えた質の高い人材を養成するために，大学における看護学教育の内容の充実
を図ることが求められてきました．

　このような状況を背景として，各大学が学士課程における看護師養成のた
めの教育で共通して取り組むべき内容を抽出し，各大学のカリキュラム作成
の参考になるよう策定されたのが "モデル・コア・カリキュラム" です．

　"モデル・コア・カリキュラム" は，7 つの大項目に分けて，ねらいが示さ
れ，学修目標が列挙されています．詳細は，下記の文部科学省のホームペー
ジで公開されています．

📖 文献

1) 文部科学省：看護学教育モデル・コア・カリキュラム―「学士課程においてコアとなる看護実践能力」の
修得を目指した学修目標―の策定について
https://www.mext.go.jp/b_menu/shingi/chousa/koutou/078/gaiyou/1397885.htm（2023/7/25 ac-
cessed）

（任和子・服部律子）

学習目標ってどうやって
決めればいいのでしょうか？

**A
03** 学生が学習終了後に何をできるようになって
いるかを想定して決めます

3つの領域から考える

　その学習を終えたときに，学生がどのようなことをできるようになっ
たり，どのように変化したりすることを目指すのかということを考える
ときに，この**「認知」「精神運動」「情意」の3つの領域**に着目すると，具
体的に考えやすくなります（表1-1）．

　学習目標を考えるうえでは，必ずしもこれら3つの領域すべてがそろ
わないといけないわけではありません．また，「領域はこれで正しいで
すか」という質問を受けることがありますが，大事なことは3つの領域
を意識しながら目標を具体的に考えるということなので，正しく分類で
きているかどうかは重要ではありません．

学習目標の相互関係も考える

　たとえば「血圧測定」を考えた場合，血管の走行や血圧計の仕組み，血
圧測定の方法などを述べることができる「認知領域」と，実際に血圧計を
操作して血圧を測定できる「精神運動領域」，そして血圧測定する際の看

表 1-1 **教育目標の 3 領域と学習目標の例**

領域	概要	例
認知	記憶して想起したり，知識を新しい例に応用したり，知識を活用して問題を解いたりするなど，「知識」に関する領域	述べる，列挙する，説明する，要約する，比較する，分類するなど
精神運動	何かを実演したり，身体やものを操作したりするなど，身体を動かして何かを行う「技能」に関する領域	実演する，操作するなど
情意	興味・関心を寄せたり，価値観の変容があったり，適応していったりするなど，「態度」に関する領域	（態度や価値について）受け入れる，価値づける，選択する，行動する，自ら〇〇するなど

護師としての態度「情意領域」の 3 つが相互に関係し，これらが統合されて 1 つの看護行為が支えられています．**学習目標を考える場合にも，相互関係を意識しながら，3 つの領域に分類して考えます**．

学習者を主語にして具体的に

　学習目標を書き表すときは，**学生を主語にして**，表 1-1 に例示した各領域の行動を表す動詞などを用い，何ができるようになることを目指すのかがわかるよう具体的に示します．

　「〇〇について理解できる」という目標は，認知領域の目標によく見かける表現ですが，「理解できた」とはどのような状態を示しているのでしょうか．授業で学んだ内容を思い出して正しい単語や数値が答えられればよいのであれば，この場合の「理解できる」は「（正確に）暗記している」ことを意味します．それであれば「理解できる」という表現よりも，「〇〇について述べられる」や「〇〇を列挙できる」と具体的に示したほうが学生に伝わりやすく，学習行動を促す適切な目標になります．

　また，あることについて自分の言葉で要約して的確に説明できることを求めるのであれば，「理解している」というのは「説明できる」こととな

り，目標は「○○について説明できる」となります．学んだことを使って新しい例題を解くなど，応用できることを求めるのであれば「応用して○○を解くことができる」や「応用して○○できる」など具体的に何ができることを目指すのか，学生を主語にした具体的な行動で示します．

　評価方法と行ったり来たりしながら考えると，頭のなかが整理しやすいです．

（服部律子）

Q 04

どうしてシラバスが
必要なのですか?

A 04 学生がその科目で学ぶことの全体像を把握できるようにし，学習を促すためです

シラバスとは

　大学のシラバスについては，中央教育審議会で以下のように定義されています[1]．

　「各授業科目の詳細な授業計画．一般に，大学の授業名，担当教員名，講義目的，各回ごとの授業内容，成績評価方法・基準，準備学習等についての具体的な指示，教科書・参考文献，履修条件等が記されており，学生が各授業科目の準備学習等を進めるための基本となるもの．また，学生が講義の履修を決める際の資料になるとともに，教員相互の授業内容の調整，学生による授業評価等にも使われる」

シラバスの役割

　シラバスは，そのコース(科目)を学ぶうえでの"地図"のような役割を果たします．学生は，シラバスを見ることで科目全体を見渡し，何に向かってどのように学習するのか，科目の流れを把握できるようになります．また，学習の成果をどのように評価されるか，合格基準を明示さ

れることで学習への意欲を高めることにつながります.

シラバスは 2 種類ある

　シラバスには **Web サイトなどで公開する公開用シラバス**と，**初回の授業で受講者を対象に配付するシラバス**の 2 種類があります. 公開用シラバスは，各校で定められた様式に従って記載します. 初回の授業で配付するシラバスは授業担当の教員が，学生に授業の全体像が伝わるよう，十分な情報を盛り込み，できるだけ具体的に，わかりやすい"地図"になるよう作成します.

　近年，Web サイトなどで公開するシラバスが，配付シラバスのように，詳細な内容を記載する様式になっている場合もあります. このような場合には，配付シラバスを別に作成する必要はないかもしれません. 状況に応じて，学生に具体的な情報が伝わるようシラバスを作成することが大切です.

　💻 資料 1

配付シラバスに記載する項目

　配付シラバスには，次のようなことを具体的に説明し，そのほかに必要な資料や情報があれば盛り込みます.
①基本情報：開講時期や配当年次，科目名，単位数，時間数など
②教員情報：担当教員の氏名や研究室の場所，連絡先（メールアドレスなど），オフィスアワーなど
③科目の概要：科目の目的，学習目標，履修要件，授業方法など
④授業計画：各回の授業で扱う内容や方法など
⑤教材：テキストや参考図書，使用する資料など
⑥評価方法や配点
⑦受講のルール：期待される学習姿勢，出欠席に関する規則，授業中に

守るルールなど

⑧受講学生へのメッセージ：教員の自己紹介や教育観，受講学生への期待など

　科目の概要では，カリキュラム全体での位置づけや，前後の科目とどのように関係するかなども説明しておきます．試験以外に課題がある場合にはそのことについても説明し，各セッションの事前・事後学習についても盛り込んでおくと学生は学びやすくなります．

📖 文献

1) 中央教育審議会：学士課程教育の構築に向けて（答申）用語解説. 2008
https://www.mext.go.jp/component/b_menu/shingi/toushin/__icsFiles/afieldfile/2008/12/26/1217067_002.pdf（2024/4/1accessed）

（服部律子）

Q05

1回分ずつ授業のシラバスを
つくったほうがいいのでしょうか?

A05 授業の内容の整理・改善のためにつくりましょう

　1回分の授業計画を記載したものを**コマシラバスや学習指導案，指導案，授業案，教案などと呼びます**．1つのコース（科目）を複数の教員で担当することの多い看護教育では，各セッションのコマシラバスが，担当する教員間で共有されることにより，授業設計に沿った科目の運営ができるようになります．

　コマシラバス作成のメリットは以下のとおりです．

・効率的かつ計画的に授業を行うことができるようになる．
・オムニバス科目では，各教員によりどのような授業が行われているかを共有できるようになる．
・授業を振り返り，改善するための資料として役立つ．

コマシラバス作成の流れ

　コマシラバスは1回のセッションに焦点を当てた授業設計ですから，**逆向き設計の考え方〔図1-1（8頁）〕に基づいて作成します**．おおまかな流れは次のとおりです．
①コース（科目）の学習目標や評価方法などそのコース全体の計画，単元

が設定されている場合にはその単元のテーマや学習目標，計画などを確認し，担当するセッションの位置づけを明確にする．

②そのセッションの位置づけを踏まえて，セッションの学習目標を挙げる．このとき，そのセッションでの学習目標とコースの評価方法を関連づけておくと考えやすい．

③セッションの学習目標からそのセッションでの学習内容を挙げる．

④学習内容から学習活動や教材を考え，時間配分を考える．

⑤学習目標，学習内容，学習活動，教材が一貫しているか，時間的に無理はないかを見直し，修正を加える．

💻 **資料2**

1回の授業の流れ

授業は，表1-2のように「導入」「展開」「まとめ」の流れで考えます．そのセッションで扱う内容や学習活動，前後の授業との流れなどを考慮して時間配分を決めていきます．

表1-2　**授業の流れ**

導入	安心で快適な学習環境をつくり，興味や関心を引きつける． 前回の質問に答えたり，その日の授業の内容がどのように実践に結びつくのか事例を挙げて説明したりする．初回の場合には学習者のレディネスを確認する．
展開	その日のテーマを細分化し，わかりやすい順序に配列し，それぞれの内容について学習活動を行う． 学習活動ごとに時間を配分し，どのような教材を用いるかを計画する．
まとめ	その日の授業で何を学んだかを振り返り，全体を通しての質問に答えたり，振り返りのミニッツペーパーを書かせたりして学生の理解度を確認したりする．

（服部律子）

Q 06 学生の学習意欲を高めるには どうすればいいのでしょうか？

A 06 A, R, C, S の観点から工夫します

ARCS モデルの活用

　学習意欲についてはいろいろな側面からとらえられていますが，ここでは Keller[1] が提唱した，学習意欲を注意（Attention），関連性（Relevance），自信（Confidence），満足感（Satisfaction）の 4 つの要素から考える「ARCS モデル」（表 1-3）を活用した授業の工夫について説明します．

　学習意欲を高めたいけれどどうすればよいか困ったときには，この 4 要素を考えてみてください．毎回の授業で 4 つすべてをそろえなくても構いません．使いやすそうなものから活用します．

表 1-3　ARCS モデルの学習意欲の 4 要素

注意（Attention）	「おもしろそうだなあ」と思わせる
関連性（Relevance）	「やりがいがありそうだなあ」と思わせる
自信（Confidence）	「やればできそうだなあ」と思わせる
満足感（Satisfaction）	「やってよかったなあ」と思わせる

注意 (Attention)

　学生の関心を引き，知的好奇心を刺激したりするような，「おもしろそうだなあ」と思わせる工夫をします．

A1 知覚的喚起

　声の大きさや光の強さ，デザインなどで知覚的に注意を引くような工夫をする．授業とは関係のない集中を防げるような刺激は避ける．

A2 探求心の喚起

　なぜだろうと疑問を投げかけたり，謎を解き明かしていくような展開にしたり，探求心や好奇心を刺激するような工夫をする．

A3 変化性

　説明を長時間続けないようにしたり，その日の授業全体の構造がわかる "目次" や "見取り図" をつけたり，説明ばかりではなく確認や要点のまとめを挟みながら進めたりするなど，マンネリを避けるような工夫をする．

関連性 (Relevance)

　学生のニーズを満たしたり，目標達成などの個人的な願望を満たしたりするような，「やりがいがありそうだなあ」と思わせる工夫をします．

R1 目的指向性

　学んだ成果がどのような看護の場面に活かせるのかを示したり，この学びが今後のどんなことと関連しているのかを示したりして，学生がこれからの目標に向かって自分が身につけることとして，積極的に取り組めるようにする．

R2 動機との一致

　方法を限定せず学生が自分のやりやすい方法を選んで取り組めるようにしたり，ゲーム要素を盛り込んで楽しめる工夫をしたり，学習のプロセスを楽しませる．

R3 親しみやすさ

　学生にとって身近な例を用いて具体性を高めたり，比喩を使ったり，説明したことについて自分の言葉で「つまりどういうことか」を表現する場や機会を設けたり，今までの学習とのつながりを示したり，学生が学んでいる内容に親しみを感じられるようにする．

自信（Confidence）

　学生が，成功できること，または，成功は自分たちの工夫次第であることを確信・実感するための助けをし，「やればできそうだなあ」と思わせる工夫をします．

C1 学習要件

　取り組みのゴールを明示したり，何ができれば合格とするのかを具体的に示したりして，どこに向かって努力するのかを意識させる．このとき，設定するゴールは，高すぎず低すぎず，がんばれば実現できそうなものにする．

C2 成功の機会

　易しいものから難しいものへと進めて小さな成功体験を積ませたり，過去にはできなかったことができるようになるなど学生自身が進歩を確認できるようにしたりして，1歩ずつ成功を確かめて進めるようにする．

C3 コントロールの個人化

　自分が努力したから成功したと思えるようにする．失敗した場合は何を改善すればよいかをフィードバックしたり，改善点を自分で確認できるようなチェックリストを準備したりして，失敗から学んでできるようになる認識をもてるようにする．

満足感（Satisfaction）

　内的・外的な報奨によって達成を強化し，「やってよかったなあ」と思えるような工夫をします．

S1 自然な結果

　身につけたことを使ったり活かしたりする機会をつくる，努力の成果を確かめ振り返る機会をつくる．

S2 肯定的な結果

　褒めて認めたり，「報奨」を与えたりする．困難を克服して達成できたら認定証を出したり，賞賛したり，学生ができた自分を誇りに思って喜べるようなコメントをつけるなど，見える形で学習の成果を認める．

S3 公平さ

　評価の基準と結果を一貫させ，採点者の主観で合否を左右したり，一部の学生にのみ例外を認めたりするようなことをしない（学生がそのようなことが起こっていると感じないようにする）．また，テストでひっかけ問題を出したり，練習していないことで評価したり，目標以外のことで評価したりしないなどにも注意する．

　授業をする場合には，教える内容に着目されがちですが，「自信」や「満足感」も学習意欲に関係していることを認識し，ARCS モデルの4つ

の要素の下位項目のいくつかからでもよいので，できるところから取り入れるようにすると学生の学習意欲にも変化が見られるようになります．

📖 文献

1) J.M. ケラー (著)，鈴木克明(監訳)：学習意欲をデザインする—ARCS モデルによるインストラクショナルデザイン．北大路書房，2010

（服部律子）

学習の動機づけ

　学習や教育の話をするときに，「馬を水飲み場に引っ張って行くことはできても，馬に水を飲ませることはできない」というたとえをよく耳にします．水飲み場まで無理矢理に引っ張って行くことはできるかもしれないけれど，馬が水を飲みたいと思わなければ飲ませることはできないということです．

　これを学習に当てはめると，「出席が4/5に満たない場合にはその科目の最終評価を受ける資格がない（再履修になる）」などのルールで教室に座らせておくことはできるかもしれないが，無理やり学ばせることはできないので，学生はただ座っているだけで，眠っていたり頭のなかでは他のことを考えていたりして，何も学んでいないという状況ということです．

　「水を飲みたい」という気持ちが学習では学習意欲です．この学習意欲と深く結びついているのが「動機づけ」といわれる心理状態です．動機づけには主に2つの種類があります．

外発的動機づけ

　グループワークのための事前課題を出した時に，授業終了後「グループワークのためのものですから，集めません」と言った途端に「え～～～！せっかくがんばったのに～～！」と"ブーイング"が起こったことはないでしょうか．小テストでも，最終評価の一部になる場合と，最終評価とは関係なく「理解度の確認」の場合では平均点が異なるということがあります．これらは「よい評価を得る」または「不合格にならない」といった報酬や罰のために「学習しよう」という気持ちが生じる外発的動機づけの例です．

内発的動機づけ

　外発的動機づけに対して，内発的動機づけというものがあります．

　家族が高血圧で塩分制限をしなくてはいけなくなったからと，それまではあまり学習に熱心でなかった学生が一所懸命に減塩の方法を調べて質問にきたというような経験はありませんか．これは，「誰かの役に立ちたい」という気持ちが動機づけとなり学習意欲が高まった例です．自分の好きなことは自

らいろいろな文献で調べたり，どんどん努力して上達したりということもあるでしょう．

　このように，自分の内側から生じる興味関心や向上心などによって学習しようという意欲が生じる現象を「内発的動機づけ」と呼びます．

　内発的動機づけには，本人の能力と取り組もうとする活動の難易度のバランスが影響しています．たとえば，ある学生は国家試験のために少し勉強し始めたことで，あることがわかるようになり，それに関連したことに「じゃあこれはどうして起こるのだろう？」と興味をもち始め，勉強が面白くなってきて，どんどん集中して学習するようになりましたが，別の学生は少し勉強しても「難しい，わからない」と言って，やる気を失ったというようなことです．

　このように，本人の能力と取り組む課題や活動の難易度が釣り合っている場合には，学習という活動自体に楽しさを感じる内発的動機づけが生じますが，難易度が高すぎたり低すぎたりすると意欲を失ってしまいます．内発的動機づけを引き起こすためには，本人の能力を踏まえた計画が重要になります．

外発的動機づけを内発的動機づけに変える

　外発的動機づけの場合，学習は報酬を得たり，罰を受けないようにするといった「目的」を達成するための「手段」ですから，目的が達成された時点で満足し，「学習しよう」という意欲がなくなったり，それ以上行動しなくなったりすることがあります．また，自分から進んで取り組んできたことに報酬が与えられたために，前ほど熱心に取り組めなくなってしまうことがあります．外発的動機づけにつながるようにと「報酬」が与えられたことで，逆に内発的動機づけを低下させるという問題が生じるのです．このように，外発的動機づけにはいくつかの課題があり，外発的動機づけだけで学習などの活動を継続させることには限界があります．

　その一方，最初は褒められたくてがんばっていたことが，そのうちに学び自体が楽しくなり，どんどん夢中になるということもあります．これは，外発的動機づけが内発的動機づけへと変化した例です．このように，外発的動機づけを内発的動機づけへと変化させることで自律的に学習できるようにな

ります.

　内発的動機づけへと変化するためには，有能感への欲求，自律性への欲求，関係性への欲求の3つの基本的な欲求が影響しているといわれています[1]．自分がもっている能力を自覚できるようにしたり，自分の好きな方法で学習することができるようにしたり，「仲間」とともに学ぶことができる環境をつくるなど，これらの欲求を満たせるようにする支援や学習の仕組みづくりが重要となります.

📖 文献

1) Ryan RM, Deci EL：Self-determination theory and the facilitation of intrinsic motivation, social development, and well-being. Am Psychol 55：68-78, 2000

（任和子・服部律子）

課題をする時間が足りないと 学生が言いますが，どうすれば いいのでしょうか？

適切な課題の量かを見直しましょう

　自分が担当している科目の区分に合わせて授業時間外の学習を行う課題の量を考えます．このとき，その課題をするために学生たちがどの程度の時間を要するかを踏まえ，適切な量の課題を設定する必要があります．

適切な課題の量とは

　各科目の総学習時間は，授業時間内と授業時間外に分かれます．この授業時間外に取り組む学習の成果物を「課題」と呼んでいます．ですから，「課題」は，それぞれの科目の授業時間外学習の時間内に収まる量にすることが重要です．

　科目を担当して授業をしていると，「授業では扱う時間がないけれど大事なので勉強しておいてほしいから課題にしよう」や「ここは大事だから課題を出して復習してもらおう」「授業では今までの復習をする時間はないから，課題を出して復習してきてもらおう」と思うことがあります．しかし，大事だからとあれもこれもと課題にしてしまっては，その科目の総学習時間をオーバーしてしまいます．最初の授業設計の段階で，その科目に設定されている単位数や授業時間数に基づいて，何を授業時間

内の学習とし，何を授業外学習の「課題」とするかを配分し，授業時間外学習の時間数内に収まる「課題」となるよう計画しておく必要があります．科目の学習時間の考え方については**コラム4**(31頁)を参照してください．

誰に合わせて時間数を考えるか

「3時間くらいの授業時間外学習を要する課題」と考えた場合，誰を基準にして，課題を仕上げるのに要する時間を「3時間くらい」とするかも，課題の量を考えるうえでは大切です．**教員の想定と学生の力量とがかけ離れていることもある**からです．

課題を考える場合には，その授業を履修している学生の学習進度，既習内容，理解度，リテラシーを踏まえて「何時間くらいかかりそうか」を考えます．クラス内でばらつきはありますが，おおよそ平均的な学生を基準にして考えるようにします．どの程度かかるかが掴みにくい場合には，授業中に短時間でできる課題に取り組んでもらい，その進捗の様子から把握するというのも1つの方法です．

また，1つめの授業時間外の課題に取り組んでもらった後に，どの程度の時間がかかったかを確認してみて，その結果から微調整することも必要です．

ほかの科目との調整も必要

その時期に学生が学んでいるのは，自分が担当している科目だけではありません．たとえば，各領域に演習科目が開講される学期には，それぞれの科目で出される看護過程の課題が重なり，学生が「課題に追われて寝る時間がない」という問題が生じることがあります．

このようなことを避けるためにも，同時期に開講されているほかの科目のシラバスを見たり，ほかの教員と情報交換をしたりして，同時期にどの程度の「課題」が出ているのかを把握し，**ほかの科目と調整すること**

も必要です．前述の看護過程の例では，各科目が学習内容の順序を工夫し，看護過程の演習を行う時期をずらすよう調整することで問題が解決します．

　学生が関心をもって取り組めるように，授業時間外学習にも確実に取り組んで学習効果が上がる授業になるようにと一所懸命に工夫をしても，学生が，ほかの授業の課題に割く時間がなかったり，ほかの科目の授業中にその課題をしたりしていては本末転倒です．

　自分が担当している科目だけで考えるのではなく，学生の生活や学び全体を見ながら，いつ，どの程度の課題を課すかを考える必要があります．

時にはカリキュラムの見直しも必要

　それぞれの科目の学びでは，学生に「復習しておいてください」や「予習してきてください」と漠然と授業時間外学習を促すのではなく，学習目標を達成できるよう，具体的に，授業前に取り組む事前学習や，授業後に取り組む事後学習の課題を設定し，授業時間外学習も含めた学びを設計することが重要です．

　授業時間外学習は，学生にとって重要な学びの時間であることを考えると，そのための時間を確保できるようカリキュラムを設計する必要があります．各教育機関の学期単位で見たときに，「時間割のなかになんとか収まった」という状況では，それらの科目の授業時間外学習にはいつ取り組むのでしょうか．

　学生たちが基本的ニーズを充足させて健康的な生活を送ることは，学び以前の人間の生活の基本であることを認識し，そのうえで，授業時間外学習に取り組む時間を考慮した時間割となっているか，**学期ごとに設定されている科目の単位数に無理がないかを見直しましょう**．

（服部律子）

教育制度の基本

単位の考え方

　看護教育に関する制度は多岐にわたりますが，授業設計を考えるうえで基本となるのは，「1単位は45時間の学修を必要とする内容をもって構成する」という点です．これは大学設置基準[1]に定められています．看護教育はさまざまな課程の教育機関で行われていますが，保健師助産師看護師学校養成所指定規則で単位の計算方法は大学設置基準の規定に基づいて考えるとされているため，看護教育においても，これを基本として授業を設計します．

学修とは

　「学修」とは，「学ぶ」という点では「学習」と同じ意味ですが，習い学ぶ「学習」に対して，学び修める，学んで身につけるという意味をもつのが「学修」です．中央教育審議会答申で「大学設置基準上，大学での学びは『学修』としている．これは，大学での学びの本質は，講義，演習，実験，実習，実技等の授業時間とともに，授業のための事前の準備，事後の展開などの主体的な学びに要する時間を内在した『単位制』により形成されていることによる」[2]とされており，単に授業に出席して学ぶだけでなく，授業時間以外の主体的な学びを含むという考え方です．

授業方法と授業時間数

　1単位は授業時間と授業外の学びの時間を合わせて45時間の学修を必要とする内容で構成されることを説明してきましたが，この授業時間数は，授業の方法によって変わります．大学設置基準では，1単位の授業時間数は，授業方法に応じて，教育効果や授業時間外に必要な学びの時間を考慮して15～45時間の範囲で，各大学で定めることができるとされています．

　たとえば，「成人看護学概論」を1単位につき15時間の授業時間とした場合，授業時間外に30時間を学生が主体的に学ぶことで学習目標を達成できるような内容で構成するということになります．

看護教育の場合，保健師助産師看護師学校養成所指定規則[3]でも，実験，実習または実技による授業については，30〜45時間の範囲とするとされているので，多くの教育機関では，講義で授業をする場合は1単位につき15時間の授業時間を，実習で授業を行う場合は1単位につき45時間の授業時間を設定し，「基礎看護技術」のような学内で実技を行う科目は1単位につき30時間としてカリキュラムを作成しています．

　実際のカリキュラムでは，「成人看護学概論(2単位)」「成人看護学実習Ⅰ(3単位)」というように，1科目で2単位や3単位が設定されていますので，「成人看護学概論(2単位)」は30時間の授業を行うよう時間割が作成され，「成人看護学実習Ⅰ(3単位)」では135時間を臨地実習で授業するよう計画されています．

主体的な学びを促すことも教員の役割

　「学修は授業時間と授業時間外の学生の主体的な学びだから授業時間外の学びは学生任せでよい」ということではありません．「予習してきてください」とか「しっかり復習しておいてください」というような，漠然とした促しではなく，何をどのように予習や復習するのか，教材やその範囲を具体的に示すことで学修を促します．

📖 文献

1) 文部科学省：大学設置基準．2022
https://elaws.e-gov.go.jp/document?lawid=331M50000080028 (2023/6/1 accessed)
2) 文部科学省中央教育審議会：新たな未来を築くための大学教育の質的転換に向けて一生涯学び続け，主体的に考える力を育成する大学へ一(答申)．2012
https://www.mext.go.jp/b_menu/shingi/chukyo/chukyo0/toushin/1325047.htm (2023/6/1 accessed)
3) 文部科学省，厚生労働省：保健師助産師看護師学校養成所指定規則．2022
https://elaws.e-gov.go.jp/document?lawid=326M50000180001 (2023/6/1 accessed)

（服部律子）

Q08 授業評価アンケートって必要なのでしょうか？

A08 その結果から授業改善の糸口が掴めるようにつくると役立ちます

　授業評価アンケートは，その授業を受講した学生の声を収集する方法の１つです．

　限られた時間で，看護を実践するための基礎的な能力を身につけられるようにするには，学生が効果的・効率的に学べる授業を実践することが不可欠です．教員が，ただテキストに書かれていることを説明するだけだったり，逆に自分の経験を話したりしているだけでは教育になりません．また，新しい知識の伝達のみでよいわけでもありません．

　教員がしたい授業をするのではなく，学生に合わせて，効果的・効率的に学べる授業にするため，われわれ教員は常に自分の授業を改善することが求められています．そのために，受講した学生の声をデータとして集める授業評価アンケートは，教員にとって，自分の**授業の改善の糸口を見つけるための大切な取り組み**です．

自分が尋ねたい項目を追加する

　授業評価アンケートは，すでに多くの教育機関で実施されていますが，自分が学生に尋ねたい内容が含まれていない場合もあります．この

ようなときは，項目を追加できるようであれば追加します．追加できない場合には，自由記述欄や空いているスペースや裏面に書いてもらい，学生の意見を収集できるようにします．

　自分の新しい取り組みに対する学生の反応を知りたい場合なども，その取り組みに対する具体的なコメントをもらうなどして，自分の授業改善に役立てられるよう積極的に活用すると，授業評価アンケートはより意味のあるものになります．

授業評価アンケート実施時の留意点

　より活用できる授業評価アンケートにするためには，その結果を授業改善に活かしたいと思っていることや，そのために学生の率直な意見を聞きたいことなどを伝え，アンケートの目的や意義を，教員自身で説明しておくことが重要です．

　アンケートは匿名で実施すること，回答内容が成績に影響しないことを説明することはもちろんですが，オンラインで実施したり，また，紙で実施する場合には回収を学生に依頼して学生が直接事務室に提出するようにしたり，学生が率直な意見を回答できるようにします．

　また，自由記述欄に，具体的にどのように改善するとよりよい学びができるか，学生からの提案を書いてもらうようにすることも，活用するための工夫の1つです．

（服部律子）

2

授業方法

さまざまな方法を
活用して授業する

Q 09 どうしたら上手に講義ができるでしょうか?

A 09 要点を絞り込み，内容を構造化して組み立てましょう

　授業の準備段階であれもこれも大事に思えてきて，「これも入れておかないと」「これも大事だ」と詰め込みすぎた結果，自分でも要点がわからなくなったり，90分の授業時間のほとんどを教員がしゃべって終わり，学生がわかっている手応えがなかったりといった経験はありませんか．

　看護教育では「教えなければならない」と思うことが多く，それらすべてを網羅しようとして詰め込みすぎてしまい，結果的に学生はよく理解できず，知識を身につけられないということが起こりがちです．

要点を絞り込む

　まず，その回の授業で理解してほしいポイントを絞り込むことが大事です．とても難しいことですが，**最低限，何を理解してほしいのかをよく考えます．要点を絞り込んだら，その回の学習目標として示します．**授業の最初に，数点に分けて要点を示すことで，学生もその日の授業の「筋道」が見え，理解しやすくなります．

表2-1　説明の順序の代表的な型

型	概要	例
段階	単純なものから複雑なものへと段階的に説明する	正常な新生児の生理的変化を説明した後，新生児高ビリルビン血症について説明する
時系列	時間的な順序に沿って説明する	準備から実施，片付けまでの流れに沿って説明する 妊娠，分娩，産褥と経過に伴ってどのように変化するかを説明する
比較	ある事象を他の事象と比較しながら説明する	男性と女性の身体の違いを比較しながら説明する 努力呼吸について，正常な呼吸と比較しながら説明する
因果関係	原因から結果，または結果から原因の順で説明する 内容によってどちらが適しているかを考えて選択する	新生児の鎖骨骨折について説明した後，鎖骨骨折が起こるとどのような症状が出るかを説明する 胎児心拍数の異常パターンを説明した後，どのようなときにそのパターンになるのか原因を説明する
演繹	一般的な前提から，個々の状況や特定の事例にあてはまる結論を導き出せるように説明する	熱の喪失経路を説明した後，新生児が使用する衣服やリネン類を事前に温めておくことは熱の喪失防止のための行為であることを説明する
帰納	個々の状況や特定の事例から，一般的な前提を導き出すように説明する	乳幼児の誤嚥や転落の事故の事例から，事故につながるような乳幼児の特性を説明する

理解を促す構成を考える

　その日の授業のテーマに合わせ，授業で説明する内容を構造化し，学生が理解しやすい順序を考えます．このときに大切なことは，教員が「そんなこと言わなくても当たり前だ」と思っていることは，初めて学ぶ学生には当たり前ではないということです．**言わなくてもわかると思わず，学生が知識を結びつけられるよう，言葉を補います**．

　また，どのような順番で説明するかを最初に伝えて，話題の転換点で「これまで○○について説明してきました．次に◇◇について説明します」と加えると学生も構成に沿って理解しやすくなります（表2-1）．

学生の知識や経験と関連づける工夫も必要

　看護では学生が経験したことのない場面について学ぶことが多くあります．言葉で説明されてもイメージできないこともあり，その結果，単なる丸暗記で終わってしまうことがあります．

　学生の体験したことのあることや身近なものに例えたり，すでに学んだ内容と共通する点や異なる点に気づかせるようにしたり，擬似体験してもらったり，学生が関心をもって学べるようにし，**関連づけて理解できるよう工夫する**ことも必要です．

さまざまな方法を組み合わせて講義する

　講義といっても，教員が説明するだけが講義ではありません．**ペアワークやグループワークを組み合わせることも有効です**．数分でも，ほかの学生と話す時間をつくることで，理解や考えを整理したり，疑問を解決したり，思考を広げる機会になり，理解が深まるとともに，学生たちが積極的に参加できるようになります．

　Q14(58頁)でも参考になるさまざまな方法を紹介しています．

（服部律子）

Q 10
どうすれば授業中に学生の思考を促せるでしょうか？

A 10
「発問」を取り入れましょう

人は，問われると考える

「発問」は，教員が学生に，教育的な意図をもって問いかけることです（図2-1）.

人は，問いかけられると，自分なりの答えを探して考えようとします．発問は表2-2のような機能をもっています.

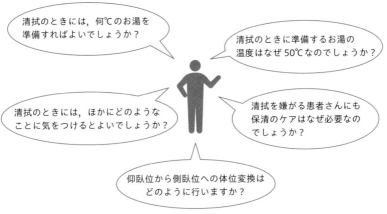

清拭のときには，何℃のお湯を準備すればよいでしょうか？

清拭のときに準備するお湯の温度はなぜ50℃なのでしょうか？

清拭のときには，ほかにどのようなことに気をつけるとよいでしょうか？

清拭を嫌がる患者さんにも保清のケアはなぜ必要なのでしょうか？

仰臥位から側臥位への体位変換はどのように行いますか？

図2-1　発問の例

表 2-2　発問の機能

1．学習を喚起する 説明の合間で学生の注意を引きつける 答えを考えることで関心をもたせる **2．思考を焦点化する** 授業のなかで最も考えてほしいところで発問を投げかけることで重要な問いに焦点化する ディスカッションで話題が逸れていったときに軌道修正できる **3．思考を拡張する** より幅広い自由な思考を引き出す **4．思考をゆさぶる** 思考や認識にあえて疑問を投げかけ思考を刺激する **5．学習状況を把握する** 発問することでどの程度授業を理解できているかを把握する 導入時に用いれば，その授業を受けるにあたって必要な知識が身についているかを確認できる

　発問するときには次のような点に留意します．

1．明確に発問する

・1回の発問には1つの問い．複数の問いを入れない．
・簡潔に表現する．まだ学習していない専門用語を使用しないようにする．
・「どうして」などのように，方法とも理由ともとれるような，複数通りに解釈できるような表現は使わない．

2．考えるための時間を与える

・すぐに説明せず，沈黙があっても待つ．

3．発問後に適切な指示を与える

・学生たちが考え始めたら「考えたことをノートに書き留めてください」などのように，その後の学習活動につなげるための具体的な指示をする．

4. 問い方を工夫する

・「その理由も合わせて考えてみましょう」や「具体的な例を挙げて考えてみましょう」など，学生のレディネスも考慮して，具体的に，深く考えやすいような問い方を工夫する．

　慣れない間は，コマシラバスのなかに，どこで発問を投げかけるかを計画することも，発問を積極的に用いられるようになる1つの方法です．

（服部律子）

学生を惹きつける授業にするためにはどうすればいいのでしょうか？

リアリティのある教材を活用します

リアリティのある教材は，学生の興味や関心を喚起する大きな力をもっています．たとえば，ある場所がどんなに素晴らしいところだったかと話を聞いたときよりも，その場で撮影された動画を目にしたときのほうが感動したり，その場に行ってみたいという気持ちが一気に高まったりするのと同じです．

リアリティのある教材とは

写真や動画，実物などがリアリティのある教材といえます．しかし，動画であれば必ずリアリティがあるかというとそうではありません．いかにも「つくられた」印象の強い動画を見ても学生はリアリティを感じることはできません．また，リアリティを感じるかどうかは，学習段階にもよります．

たとえば，1年次のコミュニケーションを学ぶ授業で，学校の実習室を病室に見立てて，教員が患者役と看護師役になって場面を再現した場合には「患者と看護師のやりとり」という意味で学生はリアリティを感じることができても，3年次の学生に同じように教員が患者や看護師になって場面を再現しても，まったくリアリティは感じられないでしょう．

表 2-3　リアリティのある教材の例

- ・動画(自分たちで作成したもの，市販されているもの，Web 上で公開されているものなど)
- ・実際の物(臨床で使用する器械や器具，物品など)
- ・過去の学生の成果物
- ・模型やシミュレータ
- ・模擬患者
- ・体験談

それぞれの学習段階を考慮し，学習目標に応じて，何を題材にして，どのような場面を取り上げるのかなどをよく吟味し，対象となる**学生にとってリアリティを感じられるよう工夫する**必要があります．

リアリティのある教材の例

リアリティのある教材として挙げられるものを表 2-3 に示しました．「実際のもの」には，物品以外に施設や設備も含まれます．たとえば，手術室とはどのような部屋で，どのような設備があり，どのような物が置かれているのかを写真や動画で視るというような場合です．

また，「体験談」には，患者さんのものもあれば，看護師のものもあります．患者さんの体験談は，実際の患者さんに教室に来て語っていただくだけでなく，事前に録画したものを教室で視聴する方法もあります．最近では，データベース化された「語り」を公開する Web サイトもあるので，これらを活用することもできます．

リアリティのある教材の効果

リアリティのある教材には，学生の「注意を引く」という，ARCS モデルの「A」の効果をもたらすという大きな効果があります．この詳細は，Q6(20 頁)を参照してください．

また，教員が言語化して伝えることが難しいところまでも学生が掴み取ることができるなどのメリットがあります．

がんと診断されたときの患者の心理を，教員が実例を挙げながら説明することはよくあります．しかし，教員の話だけではイメージの限界があります．がん患者本人に語ってもらえば，言語化された気持ちが表情や声のトーンといったノンバーバルな情報とともにその人固有の心理が学生に伝わるでしょう．

　このように，**リアリティのある教材は**，学生の関心を喚起して惹きつけ，さらに多くの学びをもたらします．

間違い探しの動画も効果的な教材になる

　学生が実習などで間違えやすい場面を取り上げ，間違いのある動画を作成して教材にすることもリアリティがあり，学生を惹きつける効果的な教材になります．間違いがあることを伝えたうえで，どこが間違っているか，どうすれば適切になるかを考えながら視聴させます．失敗から学ぶことは非常に重要です．

使いやすい動画を自分で作成してみよう

　多くの視聴覚教材が販売されていますが，担当の授業で使いたい「ちょうどよい」動画を見つけるのは難しいときもあります．自分たちで動画を作成するというと難しく感じるかもしれませんが，今は，特別な機器がなくてもスマートフォンさえあれば動画撮影ができる時代になっています．目的や学習目標に合わせて，短い動画でいいので，自分たちで作成してみてはいかがでしょう．

（任和子・服部律子）

2

授業方法

さまざまな方法を活用して授業する

Q12 オンライン授業にはどのような 方法がありますか?

A12 ライブ配信などによりリアルタイムで授業する方法と，学生の自由な時間でオンライン教材を用いて学習させる方法があります．

「オンライン授業」は，同時（リアルタイム）と非同時（オンデマンド）の2種類に大きく分けられます．大学設置基準では「メディアを利用して行う授業」とされ，具体的には**表 2-4** のように示されています[1]．

リアルタイムであってもオンデマンドであっても，オンライン授業でポイントとなるのは，教員と学生間で双方向のやりとりがあるということです．

リアルタイムで行う方法

リアルタイムで実施するオンライン授業の一般的な方法は，**オンライン会議ツールなどを用いて，学生たちが教室以外のそれぞれの場所から参加するという方法**です．学生からの質問を受けたり，学生間での話し合いの時間を設けたり，相互の交流を行いながら授業します．

よく用いられているオンライン会議ツールとして，Zoom，Microsoft Teams，Webex，Google Meet，Skype などがあります．このほかにもリアルタイムで授業をするためのさまざまなツールが開発されており，

表 2-4 「メディアを利用して行う授業」とは

> 通信衛星, 光ファイバ等を用いることにより, 多様なメディアを高度に利用して, 文字, 音声, 静止画, 動画等の多様な情報を一体的に扱うもので, 次に掲げるいずれかの要件を満たし, 大学において面接授業に相当する教育効果を有すると認められるもの.
> 1. 同時かつ双方向に行われるものであって, かつ, 授業を行う教室等以外の教室, 研究室又はこれらに準ずる場所において履修させるもの
> 2. 毎回の授業の実施に当たって, 指導補助者が教室等以外の場所において学生等に対面することにより, 又は当該授業を行う教員もしくは指導補助者が当該授業の終了後速やかにインターネットその他の適切な方法を利用することにより, 設問解答, 添削指導, 質疑応答等による十分な指導を併せ行うものであって, かつ, 当該授業に関する学生等の意見の交換の機会が確保されているもの

〔文部科学省：平成 13 年文部科学省告示第 51 号　大学設置基準第二十五条第二項の規定に基づく大学が履修させることができる授業等. 2001 より引用〕

料金体系や使いやすさなどを考慮しながら選択するとよいでしょう.

　また, リアルタイムのオンライン授業で参加者全員での情報共有や意思疎通を容易にするために, 教員や学生など参加者全員が書き込みのできる**オンラインホワイトボードを活用することも効果的です**. オンラインホワイトボードツールには, Miro, Microsoft Whiteboard, Google Jamboard, Whiteboard Fox, MURAL などがあります. Zoom のようにホワイトボード機能を備えたオンライン会議ツールもあります.

　オンラインホワイトボードツールは, テンプレートがあるようなものから, ただ書き込む(入力する)だけのシンプルなもの, パソコン以外の端末でも使用できるものなど機能がさまざまです. 学生のオンライン環境やどのように活用したいのかに合わせて選択しましょう.

オンデマンドで行う方法

　動画などの教材を用いて, 学習した後に課題に取り組む方法があります. 教材作成, 学習, 運用管理ができる学習管理システム(learning management system；LMS)を使用して実施する方法もありますが, 学習管理システムが導入されていない教育機関では, Google Classroom

表 2-5　オンデマンド授業のポイント

> **1．オンデマンドに適している学習内容かどうかを見極める**
> 学生同士が話し合いながら何かをつくり上げていくような場合にはオンデマンド授業は不向き．
> 学生それぞれが自由な時間で，自分のペースで学べるようなもののほうが適している．
>
> **2．授業設計は対面もオンデマンドも同じ**
> 学習目標を設定し，教材を決め，課題を作成し，それらを効果的な順序で配置するなど，対面授業であっても，オンデマンド授業であっても授業設計は欠かせない．
>
> **3．動画は長くなり過ぎないようにする**
> 学生の集中力を考慮し，1 動画は 10～15 分までにし，必要に応じて複数に分ける．
>
> **4．教材で学習した後にその成果を確認する課題を準備し，できるだけ早くフィードバックする**
> 課題に取り組んだ後に教員からフィードバックすることは必須で，またそのタイミングはできるだけ早いほうが効果的．
> 課題として問題に取り組ませる場合には，正誤を即時にフィードバックし，間違った箇所の学び直しができるように工夫する．
>
> **5．学生同士の交流の場を設ける**
> 学生同士でコメントするような課題を設定したり，学生たちが自由に投稿し交流できるような「場」，たとえば，受講者だけにメンバーを限定した social network service（SNS）のグループなどを設ける．
>
> **6．教員にいつでも質問できるようにする**
> 学生たちが自由に教員に質問できる「場」を，授業支援ツールや LMS のなかに設けたり，メールで応じたりする．
> 質問とそれに対する回答が学生全員で共有できるようにすることで全員の学習に役立つ一方，みんなに読まれていると質問できない学生もいるため，両方が準備されていることが望ましい．

などの授業支援ツールを用いて手軽に行う方法もあります．

　表 2-5 のようなポイントに注意し，**対面で行う場合と同様の学習効果を上げるよう工夫**します．

🖥 **動画 1～4**

📖 文献

1) 文部科学省：平成 13 年文部科学省告示第 51 号　大学設置基準第二十五条第二項の規定に基づく大学が履修させることができる授業等. 2001
　https://search.kanpoo.jp/r/20010330g63p446-11a/#文部科学省%E3%80%80（2023/6/1 accessed）

（服部律子）

アクティブ・ラーニングって なんですか?

A
13
教員の講義を受け身で聞くのではなく, 学生が能動的に参加して学ぶことです

アクティブ・ラーニングとは

アクティブ・ラーニングの定義はさまざまですが, 現在わが国で最もよく用いられているのが次に示す 2012 年の中央教育審議会の定義です[1].

「教員による一方向的な講義形式の教育とは異なり, 学修者の能動的な学修への参加を取り入れた教授・学習法の総称. 学修者が能動的に学修することによって, 認知的, 倫理的, 社会的能力, 教養, 知識, 経験を含めた汎用的能力の育成を図る. 発見学習, 問題解決学習, 体験学習, 調査学習等が含まれるが, 教室内でのグループ・ディスカッション, ディベート, グループ・ワーク等も有効なアクティブ・ラーニングの方法である」

看護教育分野ではなじみ深いシミュレーション学習や実習などもアクティブ・ラーニングの方法の 1 つです.

アクティブ・ラーニングの効果

アクティブ・ラーニングには次のような効果があります.

1．知識の深い理解を促す

すでに学んだ知識を新しい学習内容と関連づけたり，経験と関連づけたり，根拠を明確にしたり，批判的に検討したり，共通する原理を抽出したりするなどの深い理解を促す．

2．社会的スキルを身につける

学習目標に到達するためだけではなく，ほかの学生と関わりながら学ぶことでコミュニケーション能力を高めたり，計画的に課題に取り組んだり，他者に協力を求めたりする社会的スキルを身につける．

3．多様な価値観 に気づく

他者と関わりながら学習することで異なる価値観に触れ，多様な価値観があることに気づいたり，自身の価値観を見つめ直したり，人間的成長を促したりする機会となる．

4．学び方を学ぶ

ほかの学生とともに学ぶことで，今までの学習を振り返ったり，グループのメンバーから自身とは異なる学び方を学んだりする機会となる．

アクティブ・ラーニングには設計が大事

アクティブ・ラーニングは，単にグループワークをする，体験するといった「活動」をすることではなく，**学生が能動的に学習に参加することがポイントになります**．そのためには，学習目標や学生の能力に合わせて，教員による説明（いわゆる講義）とグループワークや体験などの活動をどのように組み合わせるか，またどのような活動の方法を選択するか，事前準備として何に取り組ませるかなどの設計が重要となります．

また，アクティブ・ラーニングの設計にあたっては，グループワーク

などの活動が苦手な学生がいることを認識し，これらの学生への配慮が求められます．簡単なものから少しずつ高度なものへと段階的に進めたり，少人数での活動から多人数での活動へと広げたりなどの工夫も必要です．

さまざまなアクティブ・ラーニングの方法

　アクティブ・ラーニングの方法には，基本的なものから発展的なものまでさまざまな方法があります．思考の記述，テストやディスカッション，グループワークを組み込むなどは従来の授業で取り入れられている方法です．学生たちの積極的な参加を促すアクティブ・ラーニングの方法として意識して授業に組み込むだけでも，学生たちの取り組みは変わってくるでしょう．

　その他の代表的なアクティブ・ラーニングの方法を表 2-6 に紹介します．ここに紹介した方法以外にも，シミュレーションやロールプレイ，臨地実習などの体験学習もアクティブ・ラーニングの方法です．

表 2-6　**主なアクティブ・ラーニングの方法**

方法	概要
ジグソー法	協同学習の技法の 1 つで，1 つの課題をジグソーパズルのように複数の小課題に分解し，1 人の学生が 1 つの小課題に取り組み，それぞれが取り組んだ異なる小課題を持ち寄りグループを再結成し学び合いによって再統合する方法です．
チーム基盤型学習	team-based learning (TBL) 少人数のグループで，自分が学習してきたことをもとにグループ内で討議しながら問題を解決する方法です． 個人での事前学習，個人とグループでの準備学習確認テスト，グループでの応用課題への取り組みの 3 つの活動で構成されます．
問題基盤型学習	problem-based learning (PBL) 提示されたシナリオや事例を糸口に，学生が自ら学習課題を見出し，学習計画を立て，問題解決を図る方法です． 少人数のグループで取り組む場合もあります．
探究学習	学生が自らテーマを設定し，情報を収集し，その情報を整理・分析し，論述する学習活動です． inquiry-based leaning (IBL) という用語で普及してきています．

事前の知識の習得が アクティブ・ラーニングの質を高める

　学生自らが課題に取り組むには，そのための知識が不可欠です．準備として事前学習を課すだけではなく，既習の科目で習得した知識の再確認などが求められます．特に，知識の活用を目的とした学習課題の場合，知識が習得できていないままに取り組むと，表面的な学習で終わってしまいます．

　既習科目の知識が前提となる場合には，その習得度を確認したうえで活動を実施したり，その後の活動で必要となる知識を習得したうえで活動を盛り込むなどの工夫が必要です．また，事前学習で知識を準備させる場合には，1人で取り組むことが前提になりますから，読んでくる資料を配付したり，テキストのページを具体的に示したり，**教員の説明や支援なしに全学生が同じようなレベルで取り組めるよう事前課題の出し方に注意が必要です**．

📖 文献

1) 中央教育審議会：新たな未来を築くための大学教育の質的転換に向けて─生涯学び続け，主体的に考える力を育成する大学へ─(答申)用語集. 2012
https://www.mext.go.jp/component/b_menu/shingi/toushin/__icsFiles/afieldfile/2012/10/04/1325048_3.pdf(2024/4/1accessed)

（服部律子）

成人学習

　成人の学習は，子どもの学習とは異なり，それぞれの特性に応じた学習ができるよう支援することが求められます．看護教育の場でも，社会人経験を有する学生が増加しており，成人学習の考え方を踏まえた教育の展開が不可欠となっています．

　成人学習の主要な概念として「**アンドラゴジー**」があります．これは，米国の成人教育学者の Knowles によって提唱されました．その「アンドラゴジー」に対して，子どもを教える技術と科学としての「**ペタゴジー**」があります．

　ペタゴジーは**教師主導型の教育で，学習者は教師に依存して学ぶという考え方**です．教師が学ぶべき内容を決め，講義などで教師から学習者にそれを伝達するという方法が主流となります．学習者は「よい成績をとる」や「教師に褒められる」「親からの圧力」といったように外的要因によって動機づけられます．テストでよい点をとって親や教師から褒められるよう，教師が教えたことをマスターできるよう学習するといったような姿が浮かびます．

　しかし，成人にとっては，この学び方では学習者のニーズや能力とのギャップが生じ，緊張や抵抗，時に反抗の感覚を抱くことにつながります．そこで，成人にはその特性にあった教育・学習の必要性が唱えられ，アンドラゴジーが提唱されました．

　成人の場合，自分の状況にうまく対処するために「必要性がある」と感じたものを学ぼうとします．たとえば，教員になって「うまく教えられていない」と感じることがあり，よりよい教え方を学ぼうとするといったようなことです．このように成人の学習は，日常生活で生じた課題や問題が中心となり，そのことに対して役立つことを学ぼうとし，どの程度役立つと感じたか，その程度に応じてエネルギーを注ぐよう動機づけられています．そのため，**学んだことをどのように活用するのかを具体的に示すなど，学習者自身が学習の必要性を自覚できるようにすること**が重要となります．

　また，成人の学習者の場合，他者から押しつけられていると感じる状況に対して憤りを覚えて抵抗を示すなど，自身の決定を重視する自己概念を有し

ています．このことに配慮し，**押しつけられたのではなく，自ら選択したり決定したりして学んでいると感じられるようにすることが大切**です．しかし，それまでの学習経験から「教師が準備したことを学ぶ」という依存的学習に慣れていると，「○○をやらされたけど，役に立たなかった」という感想が出ることもあります．そのため，**依存的な学習者から自己決定的な学習者へと移行できるような学習支援も必要**となります．

さらに，成人学習の場合には，学習者自身の経験が学習のための豊かな資源となる一方，経験からくる先入観が学習へのネガティブな効果を生むこともあります．また，成人にとって，その経験は自分自身の存在証明のように感じていることもあるため，その経験を否定されたり，無視されたりする状況に対して，自分自身が否定されたかのように感じる場合があり，注意が必要です．

このような成人の学習者の特性を踏まえると，学習者個々を重視し，学習者自身がそれぞれの経験を活かしながら，目標の達成に向けて主体的，能動的に深い学びができるようにする**アクティブ・ラーニングを活用した教育の実践が不可欠**といえるでしょう．

看護教育の場合は指定規則で国家試験受験資格付与のために必要なカリキュラムが定められており，指定規則を網羅するよう作成された体系的な書籍があり，それらが多くの教育機関で授業のテキストとして使用されているなど，「決められたことをきちんと教えなくては」とペタゴジー・モデルでの教育が実施されやすい環境にあります．しかし，先にも述べたように，社会人としての経験をもつ学生も増加している現状を踏まえると，私たち教員は，学習者の特性を踏まえ，アンドラゴジー・モデルでの学習支援ができるよう意識的に取り組む必要があります．

このようにペタゴジーとアンドラゴジーの各モデルを説明すると，これらは対極的なもののようにみえますが，Knowlesは「アンドラゴジー・モデルは，ペタゴジーの考え方を含む，ひとつの仮説の体系である」[1]と述べています．今まで学んだことのない未知の内容を学習する場合などには，まず，ペタゴジー・モデルでの学習が必要になるでしょう．しかし，学習が進むにしたがって，そのまま教師が主導するペタゴジー・モデルで進めるのではなく，「学習者が自分自身の学習にだんだんと責任がもてるよう手助けするこ

と」[1]に全力を注ぎ，アンドラゴジー・モデルを組み込むことで，効果的な学習ができるようになります．

　看護教育においても，学習者の特性や，学習目標や学習内容を踏まえ，**ペタゴジー・モデルとアンドラゴジー・モデルを上手に組み合わせながら，効果的に学習ができるよう計画することが求められている**のではないでしょうか．

📖 文献

1) マルカム・ノールズ(著)，堀薫夫，三輪建二(訳)：成人学習者とは何か―見過ごされてきた人たち―．pp 66-79，鳳書房，2013

（服部律子）

教員が説明する以外の授業方法って何かありますか?

A 14 協同学習を基盤としたグループ学習を活用する方法があります

グループ学習とは

　個人学習や講義で学ぶような一斉学習と並ぶ学習形態の分類の1つで，少人数のグループで行います．このときに**重要なのは，単にグループで何かの課題に取り組むということではなく，「協力して学び合うこと」で**，学ぶ内容の理解・習得を目指すとともに，協同の意義に気づき，協同の価値を学ぶ（内化する）ことが意図される教育活動」[1]である協同学習を基盤として，お互いに影響を及ぼし合いながら協力して課題の達成を目指すことです．

　協同学習には**表 2-7** のような技法があります[2]．

 動画 5〜7

グループ学習の効果を高めるために

　効果を高めるためには，**表 2-8** の「協同学習を実現させるために考慮すべき基本的要素」[2]を踏まえて進めます．

表 2-7　主な協同学習の技法

技法	概要
シンク・ペア・シェア	あるテーマについて，まず1人で考え，その後ペアで考え，さらに全体で共有していくという，段階的に議論する技法. 応用として，個人ワークシートなどに自分の考えを書いた後にペアで意見交換する「ライト・ペア・シェア」や，ペアで考えた後に4人グループで議論する段階を加えた「シンク・ペア・スクエア・シェア」もある.
バズ学習	あるテーマについて6人のグループで6分間の議論を行った後，全体としての結論にまとめていく技法. 思考を共有したり，アイデアを集約したりする効果がある.
ジグソー法	1つの課題をジグソーパズルのように複数の小課題に分解し，1人の学生が1つの小課題に取り組み，それぞれが取り組んだ異なる小課題を持ち寄りグループを再編成し学び合いによって再統合する技法.
ワールドカフェ	あるテーマについて，グループで一定時間（15分程度）議論した後，1人のメンバーを残して，ほかのメンバーがそれぞれ別のグループに移動する．移動した先のグループでどのような議論がなされていたかを共有したあと，それぞれのメンバーが自分たちのグループではどのような議論がなされたかを伝え一定時間議論する．その後自分のグループに戻り，ほかのグループでの議論を共有し，自分たちの最終結論をまとめる. 各グループの結論を全体に発表しシェアするとよい.

表 2-8　協同学習を実現させるために考慮すべき基本的要素

①肯定的相互依存
1人ひとりが自律しながらお互いを高め合うような関係.
②促進的相互交流
1人ひとりが積極的に他者と関わるような状況.
③個人の2つの責任
自分自身の学習に対する責任と，メンバーの学習に対する責任.
自分が学ぶことだけでなく，メンバーの学びにも貢献しようとする姿勢をもっている.
④集団作業スキルの促進
リーダーシップやフォロワーシップといった，集団活動に必要なスキルや基本的なコミュニケーションスキルを活用し，それらを伸ばしていく
⑤活動の振り返りと改善
誰のどのような意見が役立ったか，自分は十分に学ぶことができたか，ほかのメンバーの学びに貢献できたかを振り返る.
また，継続すべき行為と改善すべき行為を個人やグループで考え次の協同学習に活かす.

グループ学習の目的やルールを説明するなど，学生全員が積極的に参加できるようにするような導入が必要です．また，教員はグループの間を歩き回り，グループでの学びに寄与するような発言を褒めたり，発言内容を明確にするために問いを投げかけたり，グループでの学びを促進するよう支援します．

　終了後の振り返りには，**評価表を用いた自己評価やグループの相互評価を活用する**とより具体的に振り返ることができるようになります

📖 文献

1) 関田一彦，安永悟：協同学習の定義と関連用語の整理．協同と教育 1：10-17，2005
2) 安永悟：活動性を高める授業づくり　協同学習のすすめ．pp70-73，医学書院，2012

（服部律子）

グループワークをうまく実施するコツってありますか？

A
15

何を学習するのかを明確に示し，
グループでワークできる関係をつくる
といった「段取り」を入念に行うことです

グループワークを通して何を学ぶのかを明確にする

　グループワークを用いる際に重要となるのが，「このグループワークを通して学生に何を考えてほしいのか，何を学んでほしいのか」です．何を考えてほしいのかが決まったら，それに適した学習課題を設定します．

　たとえば「更年期女性の身体的変化にはエストロゲンの分泌量の減少が影響していることを理解してほしい」「この学習への取り組みを通して，月経の調節機序を再度見直し，その理解を確かなものにしてほしい」ので，グループで「卵巣の機能が低下すると女性の体にはどのような変化が現れるのか，月経調節機序から考える」という課題に取り組んでもらうとか，あることについて，「自分とは違う考えや体験があることに気づいてほしい，多様な考え方や体験を知ってほしい」ので，グループになって，学生同士で考えや体験を共有してもらう，などです．

　このときにもう1つ大切なことは，グループワークにすることでどの

ようなメリットがあるのか，グループワーク以外の効果的な方法はないのかを教員自身がよく考え，**グループで取り組むメリットを明らかにしておく**ことです．

　これらが決まったら，これを学生に伝え，学生自身がこのグループワークを通して何を学ぶのかや，グループワークで取り組む意義を認識できるようにします．このことで，**学生自身が主体的，能動的にグループワークに取り組める準備を整えます**．

グループの関係づくりをする

　学生同士がともに学び合う関係づくりができていないとグループワークは機能しません．誰かに任せっぱなしにしたりせず，1人ひとりが積極的に他者と関わり，認め合い，励まし合い，学び合う関係が重要です．そのためには，グループを編成していきなり課題に取り組むのではなく，グループワークのルールを示したり，アイスブレイクをしてから始めるなど，**グループのメンバーが安心して積極的に取り組めるようにする関係づくりが必要です**．

　表 2-9 のようなルールを事前に共通理解しておいてもらうといいでしょう．

表 2-9　グループワークのルールの提示例

グループワークにあたっての約束ごと

1. 必ず全員が発言をしましょう．
2. 発言するときは，1 人ずつ発言しましょう．
3. 自分が調べたことや，自分が経験したことに基づいて発言するようにしましょう．
4. 批判するのではなく，代わりの提案をしましょう．
5. グループのメンバー間での，言葉や態度での暴力はやめましょう．
6. 「友達」ではなく「専門職チームのメンバー」の姿勢で取り組みましょう．

グループメンバー全員に なんらかの役割をもたせる

　グループができたら，進行役，書記，発表者，資料配付担当など，そのときの課題に応じて，メンバー全員に役割をもたせるようにすることも**全員が参加する仕組みづくり**としては有効です．この時，書記が「書くこと」に集中しすぎて議論に入れなくなることがあるため，書記をおいたほうがよいかどうかや，「書記は全員でまとめた要点のみを書く」など「書く」分量を軽減するなど，学習課題やグループワークを通して学んでほしいことに応じて検討する必要があります．

1グループの人数やグループ編成にも 注意が必要

　1グループの人数が多すぎると，議論が活発にできなかったり，自分では何もせずほかのメンバーの取り組みの成果で利益を得る"フリーライダー"が出現したりするため，**1グループの人数は4〜5名程度**にします．グループワークに費やせる時間が短い場合には少ない人数にするなど，時間なども考慮しながら1グループの人数を決定します．

　グループを編成するとき，「近くの人で4〜5名になって」という指示をしてしまいがちですが，これでは仲のよい友達ばかりでグループになってしまい，そのグループの特性で学びが深まることもあれば，私語が始まり結局何もしないということも起こります．また「仲良しグループ」が指示されたグループの人数よりも多い場合，誰が外れるかで緊張が生じる場合もあります．

　グループワークを取り入れる場合には，表2-10のような決め方の特徴を踏まえ，計画的に編成します．特に長期間にわたって同じグループで繰り返し学習する場合には，**グループ編成は慎重に行う**必要があります．なお，グループづくりにはさまざまな方法があるので，**コラム6**(65頁)やその他の文献などを参考にしてください．

2

授業方法

さまざまな方法を活用して授業する

表 2-10　グループ編成の方法とそれぞれの特徴

方法	特徴
教員が決める	教員の意図に応じて編成できる．一方，学生の主体性を尊重していないように見えるという短所があり，学生が主体的に取り組まなくなるなど「やる気」に影響することもあるので，教員の入念な準備が必要．
学生が決める	学生の主体性を尊重できる．しかし，学生がどのようなグループ編成がその学習に適しているのかを理解できていないと，仲のよい友達でグループを組んでしまい，効果的な学習ができなくなる．
無作為に決める	速やかに決めることができ，学生は公平に決められたと感じることができる．しかし，目的に適さないグループができる可能性もある．

アイスブレイクは 短時間でもいいので必ず行う

「同じ看護学科の学生だから」といっても話したことのない学生がいるというのは珍しいことではありません．緊張が続いているなかではともに学び合う関係はできません．そのため，仲間意識をもち，ともに学ぶ関係づくりをするためにも，短時間でも必ず**アイスブレイクを行ってからグループワーク**に入ります．特に，グループを教員が決めた場合や無作為に決めた場合などではアイスブレイクは重要です．

アイスブレイクのみを集めた書籍もありますし，簡単なものは**コラム6**（65 頁）で紹介していますので参考にしてください．

（任和子・服部律子）

短時間でできるアイスブレイク

　アイスブレイクとは「人と人とのわだかまりを解いたり，話し合うきっか
けをつくるためのちょっとしたゲームやクイズ，運動などのこと」[1] です．
効果的なグループワークやペアワークにするためにアイスブレイクは不可欠
ですが，限られた授業時間でアイスブレイクに多くの時間を割くことは困難
です．ここでは短時間でできるアイスブレイクを紹介します．

グループ分けをアイスブレイクの時間にする

　グループ分けをゲームにすることで
アイスブレイクになります．

　たとえば，右のようなイラストをグ
ループの人数に切り分け，それぞれの
ピースを折りたたんで"くじ引き"の
くじにしておきます．教室に入った時
にくじを引いてもらい，全員が揃った
ところで一斉にくじを開いて絵合わせ
でグループメンバーを探してグループ
をつくります．

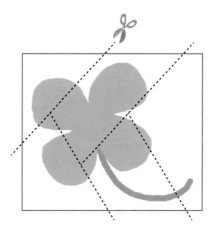

　番号やアルファベットのくじでも，
「自分で仲間を見つける」というゲーム
性をもたせることでアイスブレイクになります．

自己紹介と短時間スピーチ

　1人の持ち時間を1分程度の短い時間に設定し，自己紹介をしてもらいま
す．自己紹介で，自分の名前と「最近あった楽しかったこと」「最近食べて美
味しかったもの」「最近のお気に入り」など誰もが何か話せる「お題」を出すこ
とで，短時間でアイスブレイクができます．1分間あるとかなり話せるので，
「お題」によっては1人20〜30秒程度でも可能です．

　また，誰からどのような順に話すかについても「グループのなかで今日一

番早く起きた人から順に」や「誕生日が1月1日に近い人から順に」など，これも自己紹介のアイスブレイクの一部にすることもでき，スムーズに進行できます.

　その他にもさまざまなアイスブレイクがあり，関連書籍もありますので，参考にしてください.

📖 文献

1) 日本ファシリテーション協会：アイスブレイク集
https://www.faj.or.jp/facilitation/tools/（2023/6/1 accessed)
2) 内藤佐知子，宮下ルリ子，三村志穂：学生・新人看護師の目の色が変わる　アイスブレイク30．医学書院，2019
3) 青木将幸：リラックスと集中を一瞬でつくる　アイスブレイクベスト50．ほんの森出版，2013
4) 三浦真琴：グループワーク　その達人への道．医学書院，2018

（服部律子）

ディスカッションや実践の時間を授業中にとれるようにする方法はありませんか？

A
16

反転授業を活用します

反転授業とは

　反転授業とは，授業中に行われていた内容を授業時間外に実施し，授業中には，事前に学習してきた内容を使ってディスカッションしたり，事前に動画で学習してきた技術を実践してみたりと，従来の授業時間内の学習と授業時間外の学習を反転させる方法で，アクティブ・ラーニングを実践する方法の1つです（図2-2）．

　反転させることで，授業時間内に教員の支援を受けながら思考を深化させたり，自分で実践したりすることで，より具体的な学びができるようになります．

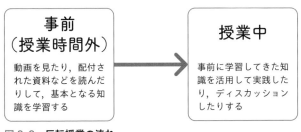

事前（授業時間外）
動画を見たり，配付された資料などを読んだりして，基本となる知識を学習する

授業中
事前に学習してきた知識を活用して実践したり，ディスカッションしたりする

図2-2　反転授業の流れ

反転授業の留意点

1. 事前学習の課題は明確に

　事前学習は学生が自分で取り組むため，具体的に，何をすればよいかがわかるように提示します．「○○について学習する」では，何をどのように学習すればよいか，学生間で理解に差が生じます．「テキストの○ページから○ページまでを読んで，自分の言葉で要点を書き出す」や，「疑問点を挙げる」といったように，単に「見る」だけで終わらないよう，**何を使ってどのように学習するのかを明確に示します.**

💻 **資料3**

2. 事前学習の内容は早めに提示する

　コース（科目）の初回に配付するシラバスにあらかじめ記載するなど，学生が計画的に取り組めるよう，授業の直前ではなく，早めに提示しておきます．また，その課題をするためにどの程度の時間を要するのかも示しておくことで，学生が自ら計画を立て，主体的に取り組めるようになります．

3. 事前学習に課す課題の量と難易度に注意する

　学生は同時期に多くの科目を履修しています．課題の量は，授業までに達成できる量になるように計画します．また，指定した資料が容易に入手できなければ学生は課題に取り組むことができません．特に事前の動画の視聴を要する場合，視聴覚教材の数やそれを視聴できる場所と設備が限られていたりすると，学生全員が同じ水準で取り組むことができなくなる危険性があるので，注意が必要です．

教員の発想の転換と仕組みづくりが必要

　「看護技術は説明しながらデモンストレーションして，後は自己学習でしっかり練習する」「知識をしっかりと習得させるためには講義で十分な説明が必要」「事前学習を出しても，学生はしてこないから」という思い込みはないでしょうか.

　初めて反転授業をするときには多少の取り組みの差は生じるかもしれませんが，事前学習をしてくるとより授業が楽しくなる，学んだ実感がもてるようになるといったような体験をすることで取り組みの姿勢は変わってきます. また，取り組みを「学生任せ」にするのではなく，学生が反転授業に慣れるまでの間は，事前学習してきた内容を授業のはじめに確認したり，授業終了後に提出させたり，事前学習の内容をもとにグループでディスカッションした後に，**グループのメンバーが事前学習を活用してどの程度ディスカッションに貢献したかをグループ内で相互評価するなど，学生が事前学習に取り組む仕組みづくりが不可欠です.**

（服部律子）

Q17 シミュレーション学習って どうすればいいのですか?

A17 事前学習からまとめまでの 一連のシナリオを作成して実施します

シミュレーション学習とは

　臨床場面など実際の場面を疑似的に再現された環境の中で，知識や技術，態度を学ぶ学習方法をシミュレーション学習と呼んでいます．阿部[1]は医療者教育におけるシミュレーション教育(学習)を次のように定義しています．

　「臨床の事象を，学習要素に焦点化して再現した状況の中で，学習者が人やものにかかわりながら医療行為やケアを経験し，その経験を学習者が振り返り，検証することによって，**専門的な知識・技術・態度の統合を図ることを目指す教育(学習)**」

　シミュレーション学習には，「トレーニング」と「評価」の2つの側面があります．後者の代表的なものはOSCE(Objective Structured Clinical Examination：客観的臨床能力試験)で，それまでの学習の成果を評価する目的で実施されます．ここでは，「評価」ではなく，まず，「トレーニング」としてのシミュレーション学習について紹介します．

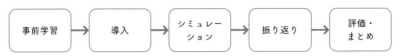

図 2-3　シミュレーション学習の流れ

シミュレーション学習の進め方

　シミュレーション学習というと，シミュレーション自体だけをイメージしがちですが，本来は，図 2-3 に示したように，「事前学習」から「評価・まとめ」までが含まれます．ですから，この一連の流れを設計して実施します．

　また，シミュレーションの場面では，「うまくできた」かどうかよりも，そのあとの振り返りが学習のなかでは重要になります．シミュレーションでの失敗が振り返りのよいテーマとなることを意識し，失敗から学習できるよう進めます．振り返りの進め方は，**Q20**(83 頁)を参考にしてください．

シミュレーション学習の準備

　シミュレーション学習を準備する場合は，図 2-4 のように，授業設計と同様に学習目標に沿って，一貫性が保たれているかを確認しながら進めます．

強い失敗体験にならないようにする

　シミュレーション学習では失敗がよい振り返りのテーマとなると述べましたが，初めて学ぶ学生が不必要に動揺したり，不安や恐怖を覚えたりするような強い失敗体験になってはよい効果が得られません．学生のレディネスを踏まえながら計画することが重要です．

　また試行時に，学生に想定される失敗や不安などを "洗い出し"，それ

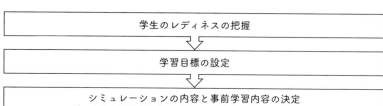

```
┌─────────────────────────────────────────────────┐
│              学生のレディネスの把握              │
└─────────────────────────────────────────────────┘
                        ↓
┌─────────────────────────────────────────────────┐
│                 学習目標の設定                   │
└─────────────────────────────────────────────────┘
                        ↓
┌─────────────────────────────────────────────────┐
│       シミュレーションの内容と事前学習内容の決定       │
│    どのような場面を取り上げるのか，患者設定はどうするか，    │
│ 何を学生にシミュレーションさせるのか，そのためにどのような事前学習が必要かなど │
└─────────────────────────────────────────────────┘
                        ↓
┌─────────────────────────────────────────────────┐
│              教材と学習環境の決定                │
│  シミュレータにするか模擬患者にするか，どのような物品を準備するか，  │
│            どのように場を説明するかなど              │
└─────────────────────────────────────────────────┘
                        ↓
┌─────────────────────────────────────────────────┐
│   導入，シミュレーション中の指導者の役割，支援方法の決定   │
│   導入で何をどのように説明するか，シミュレーション時のルール，   │
│ シミュレーション中に指導者はどこまで支援するのか，指導上の留意点など │
└─────────────────────────────────────────────────┘
                        ↓
┌─────────────────────────────────────────────────┐
│          振り返りの内容と支援方法の決定          │
│    学習目標に沿って，振り返るポイントを整理しておく      │
└─────────────────────────────────────────────────┘
                        ↓
┌─────────────────────────────────────────────────┐
│                 評価方法の決定                   │
└─────────────────────────────────────────────────┘
                        ↓
┌─────────────────────────────────────────────────┐
│              シミュレーションの試行              │
└─────────────────────────────────────────────────┘
```

図 2-4　シミュレーション学習の準備の流れ

常にその段階よりも前の段階を見直し，必要に応じて修正しながら進める.
〔阿部幸恵：臨床実践力を育てる!　看護のためのシミュレーション教育. p88, 医学書院, 2013
より作成〕

への対応方法や支援方法を，事前に教員間で十分に検討し，強い失敗体験となる前に支援できるよう準備をしておくことが重要です．シミュレーションの実践時には，学生の思考，行動，感情に支援できるようにしておきましょう．

シミュレーションの種類

「トレーニング」としてのシミュレーション学習は，大きく３つに分かれます．

・タスク・トレーニング

血圧測定や採血など，技術のトレーニングをするシミュレーションです．単に手順を確認するだけでなく，基本的な手順などを踏まえながら，さまざまな条件下で安全かつ的確にその技術を実施できるよう学習します．

・アルゴリズム・ベースド・トレーニング

救命処置など，標準化されたプロトコールを習得するためのトレーニングを行うシミュレーションです．状況に応じてガイドラインなどを踏まえた実践ができるよう学習します．

・シチュエーション・ベースド・トレーニング

シミュレーション学習と聞いたときに，多くの人がイメージするのがこれではないでしょうか．実際の臨床などでの場面を取り上げ，その患者さんの状態や状況に応じてどのように看護するかを学習します．

学習目標に合わせて，どのトレーニングを用いるのかを選択するようにしましょう．

📖 文献

1) 阿部幸恵：臨床実践力を育てる！ 看護のためのシミュレーション教育. p56, 88, 医学書院, 2013

（任和子・服部律子）

Q18 高機能なシミュレータがないのですが，シミュレーション学習はできますか？

A18 模擬患者を用いるなど，シミュレータを使用する以外の方法で実施することができます

Q17 で述べたように，シミュレータ(高機能なマネキン)を用いることだけがシミュレーション学習ではありません．**学習要素に焦点化して実際に起こる事象を再現でき，学生が人やものに関わりながらケアを経験できれば，シミュレーション学習は可能です**．

学校にあるものを工夫して再現する

よく用いるのが，教員が模擬患者をするという方法です．たとえば，導尿の場面をシミュレーション学習するのであれば，教員が患者役になり，ベッド上に臥床した状態で実施し，導尿のところだけは導尿モデル用いて実施するというような方法です．

どの教育機関でも，採血モデルや筋注モデル，導尿モデルなど，パーツごとのシミュレータは備えられていると思います．臨床場面を再現して状況を設定し，これらを組み合わせながら実施すれば十分に学習することは可能です．

💻 動画 8

教員がシミュレータの代わりをする

　教員がシミュレータの代わりをすることもできます．たとえば，学生が脈拍を確認したら，教員が口頭で「脈拍が触れません」と何が起こっているかを伝えるといった方法でもシミュレーション学習になります．心不全の患者さんが目の前で倒れた場面を，教員が模擬患者になって再現し，看護師の対応についてシミュレーションするというような方法を組み合わせると効果的です．

大切なことは知識・技術・態度を統合させることができるような状況を作り出すこと

　シミュレーション学習で重要なことは「もの」ではなく，**何を学習させたいのかを明らかにし，それに応じたリアリティのあるストーリー（シナリオデザインともいう）をいかにつくるかということ**です．

　リアリティは，物ではなく，ストーリーに必要なのです．それ以外のものは，工夫次第で演出できます．

医療機器などがなくても工夫次第

　実際に操作するもの以外であれば，医療機器がなくても実施できます．たとえば，人工呼吸器がなくても，人工呼吸器の写真をワゴンに貼り付け，数値を表示している部分のみを経過に合わせて教員が貼り替えることで，患者の状態が「変化する状況」を再現することができます．

　それほど手をかけて準備できないのであれば，学生に，その部分だけ「○○を確認しました」と言ってもらい，数値を教員が口頭で伝えるという方法もあります．学生の行動に合わせ，測定し終わったタイミングでタイムリーに教員が測定結果を伝えるだけでも十分に状況は再現できます．

（任和子・服部律子）

看護過程の学習にシミュレーションを組み込むことも効果的

実習に行って受け持ち患者が決まると，しばらく診療録や看護記録の前から離れられなかったり，「診療録に書かれていなかった」「看護記録に書かれていなかった」という言葉を聞いたりすることはないでしょうか.

看護過程の演習では，紙上事例を用いることがよくあります．情報の提示の仕方を診療録の様式にするなど，さまざまにリアリティをもたせる工夫がされていますが，「書かれたもの」から情報を収集してアセスメントするという学習方法で看護過程の学習をしていると，情報は「書かれたもの」だけから収集するものであるような感覚に陥ってしまう危険性があります.

看護師であれば，誰もが当たり前に実施している，観察してアセスメントするプロセスを学習できるようにするために，筆者らは看護過程の学習にシミュレーションを組み込み，「関わりを通して情報収集する」という学習方法が効果的だと考えます.

たとえば，入院時や受け持ち時などの時点を設定し，性別や年齢，病名，出現している症状，入院となった理由などのみを知らせ，観察などをシミュレーションし，そこで観察できたことからアセスメントするというような学習を組み込みます.

グループで，最初に与えられた情報から次にどうするか行動計画を学生が考え，教員が模擬患者になり，関わりながら情報収集をします．学生が「血圧を測らせていただきます」と説明したところで教員は血圧の値を口頭で伝えます．この方法であれば，比較的簡単に実施できます．後ろの席の学生からは見えにくいようであれば，カメラを設置して映し出したり，もっと簡単に，見える場所に移動してもらいます.

シミュレーションで十分な情報が収集できていないようであれば，教員が情報を追加するなどして次の段階での学習に影響しないよう補います.

大袈裟に考えず，このような簡単なものを積極的に取り入れ，実際の看護師の思考過程に沿ったリアリティのある学習ができるようにすることも1つ

の方法ではないでしょうか．シミュレーション学習は大掛かりな設定がなくても，私たち教員のアイデアと工夫次第でできることがたくさんあります．

（任和子・服部律子）

Q 19 学生同士で演習すると真剣味に欠けるのですが，何かいい方法はありませんか？

A 19 ともに学び合う関係づくりとその演習の目的や目標を明確にすることで，十分な事前学習で学習に向かう姿勢を高めます

　学生同士で患者役・看護師役になって演習するような場面では，学生たちがその役割になりきることができず，「照れ」が生じて真剣に演習に取り組めないことがあります．事前学習が不十分で自信がない場合や，仲よしグループのメンバーでペアやグループになった場合などにこのような場面をよく見かけます．

 動画 9

ペアやグループのメンバー構成は重要

　演習に使用できる物品の数との関係で 1 グループの人数を増やすこともありますが，「何もすることがない学生」が生じないよう 1 グループの人数を決定します．

　90 分の演習や複数回同じメンバーで演習するといったように演習に費やす時間が長い場合には，人数を決定したら，学生が不公平さなどを感じないよう配慮しながら，いつも一緒に行動している仲良しグループ

の学生同士が固まらないよう教員がグループ編成するなど，計画的な編成を行います．

ともに学び合う関係づくり

　失敗することを恐れたり，恥ずかしいと思ったりせず，安心して一緒に取り組める関係性や，学生それぞれがお互いの学びにつながるように行動できるグループ内の関係づくりが大切です．そのために，演習の開始時にはアイスブレイク（**コラム 6**，65 頁）を行います．

　また，**演習の導入時には，お互いの学びにつながるようどんな行動を期待するのかを具体的に伝えておくことも大切です．**

演習の目的や学習目標の明確化

　何のために何をするのかがよくわかってないと，学生は自分なりの考えだけで十分な理解をせずに行動してしまいます．ほかの授業でも同じですが，なんらかの学習活動を取り入れる場合には，何のためにこれをするのか，この活動を通して何ができるようになることを目指して取り組むのか，どのような順序で何をするのかなど，**演習の目的や目標，内容を学生のレディネスに合わせてわかりやすく伝え，導入します．**

　教員が何を説明したかではなく，学生がどのように理解したかが重要であることを意識して導入しましょう．

十分に事前学習して演習に臨める仕組みづくり

　事前学習が不十分だと，その不安感などが先立ち，学習に向かえなくなってしまします．演習の準備としてだけではなく，演習時に積極的に学習に向かえるようにするためにも，学生が確実に事前学習に取り組んでくるよう，**事前学習のための時間を十分に取ることや，1 人で取り組**

むことを前提にして，何をみてどのように進めればよいのか具体的に指示しておくことも重要なポイントです．

発表や個人の成果物の提出で成果を確認する

　グループワークをした後に全員の前で発表させたり，成果物は個人で提出させたりすることで外発的な動機づけ(コラム3，25頁)となり，真剣に取り組めるようになります．

　ただし，これは，グループワークの開始前に伝えておかないと効果を発揮しません．演習開始時やそれまでに説明しておきます．

　授業づくりでは「段取り八分」といわれることがありますが，演習を行う場合も同じです．特に学生同士で学習する場面では，学び合いの雰囲気を醸成できるよう，十分な準備を行ってから始めることが大切です．

患者役になりきる準備も必要

　患者役・看護師役になって学ぶ「ロールプレイ」のような演習では，役になりきるための準備を設けると効果的です．

　学生が患者を演じる場合，患者になりきるための時間も必要です．たとえば，食事の援助場面を学生同士で演習する場合，健康な学生が「自分」のままでベッド上に臥床して食事の援助をしてもらったのでは照れが生じて当然です．患者役に照れが生じると看護師役も真剣に取り組むことができなくなるため，演習では患者役がいかになりきれるかが鍵になります．

　そのためにも，「右半身に麻痺がある70歳の患者」など，具体的な設定をします．患者の設定は，学生が準備して臨めるよう，事前に伝えておきます．また，学生がその状態を理解できるよう，その演習までに他の科目で学んでいる内容を考慮して設定したり，どの資料を参照して調べればよいかを提示したりするなどの配慮が必要です．

役を交代するときは時間をとる

　役を交代しながら技術の演習をするような場合，数分前まで看護師役をしていた学生が患者役になります．ただ単純に役を交代するだけではその役にはなりきれません．寝衣に着替えるなどの時間は患者役になりきるためにも重要です．また，限られた授業時間内で交代させながら演習しようとすると，数分が惜しい場合もあります学生がユニフォームを着たまま患者役をすることもあるでしょう．スタート時には，数分間，患者役，看護師役の双方が静かに準備する時間をとることも大切です．準備ができたら，全員一斉にスタートの号令をかけます．映画監督のように「カチンコ」を使ってスタートさせるイメージで，演じるための仕組みと演出で真剣味が出るよう工夫します．

（任和子・服部律子）

Q20 演習の振り返りってどうすればいいのでしょうか?

A20 リフレクティブサイクルに沿って振り返っていきます

リフレクティブサイクルに沿った振り返り

　リフレクティブサイクルとは，経験から学ぶための振り返りの思考のプロセスです（図2-5）．ありのままの出来事と，そのときのありのままの感情を取り上げ，両方を吟味し，分析していくことが，経験を学習に結びつけるうえで重要です．

　演習の後などにクラス全体で振り返りをするような場合には，1つひとつのプロセスを深めることは難しいかもしれませんが，**リフレクティブサイクルに沿って学生が考えながら記述できるような用紙を準備し，まず各自で振り返った内容を記述した後に，全体でその内容を共有していくなど工夫します**．

　以下にリフレクティブサイクルに沿った振り返りの方法を示します．

1. 記述・描写

　何が起こったのか，どのような状況だったのか，経験をありのままに説明します．演習などでは，学生が気になっている点などに着目し，その場面を描写します．紙に記述させるというのも1つの方法です．

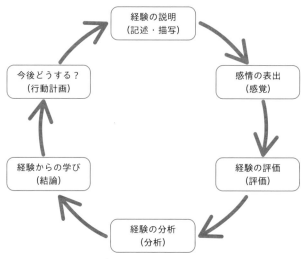

図2-5　**リフレクティブサイクル**
〔クリス・バルマン，スー・シュッツ（編），田村由美，池西悦子，津田紀子
（監訳）：看護における反省的実践，原著第5版. pp311-312，看護の
科学社，2014より作成〕

2. 感覚

1で説明した経験に対して，そのときどう思ったのか，何を考えたか，どんな感情を抱いたかといった，感情を言語化します.

3. 評価

その経験のなかでよかったことは何か，よくなかったことは何かを評価します. ここで大切なのは，単なる反省ではなく，よかった点とよくなかった点の両方から体験を評価することです.

4. 分析

ここでは，なぜそのようにしたのか，そのことによってどんな影響があったか/あるか，そのようにしようと判断した理由は何か，その結果に至った原因は何かを分析します.

5. 結論

この経験から学んだことは何か，うまくいかなかったことに対しては，どうすればよかったかを考えます．

6. 行動計画

次に同じようなことが起こった場合どうするか/どうすればよいか，それを実践できるようにするためにどのようなことに取り組むか，今後に向けた具体的な行動計画を考えます．

📖 文献 ─────

1) クリス・バルマン，スー・シュッツ(編)，田村由美，池西悦子，津田紀子(監訳)：看護における反省的実践，原著第5版. pp311-312，看護の科学社，2014

リフレクションを促す発問

　効果的に振り返り（リフレクション）を促すためには，学生の思考を刺激するような発問が重要な役割を果たします．リフレクティブサイクルの各段階での発問の例を表 2-11 に示しました．このほかに，体験やそのときの感情をうまく言語化できない場合には，教員が誘導しないよう注意しながら「○○ということですか」や「それは○○という気持ちですか」など，言葉にすることを支援するような問いかけも必要になります．

　また，発問するときに「どうして」という表現を使うことがありますが，「どうして」は，時に責められているように感じさせることがあります．ほかに言い換えができないかをまず考え，言い換えが難しい場合には注意して用います．

表 2-11　リフレクティブサイクルの各段階での発問の例

記述・描写	（学生が気になっている点について） そのときあなたはどのように実施しましたか？ その結果はどうなりましたか？ どのような状況でしたか？
感覚	そうなったときにどんなことを考えましたか？ そのとき，どんなことを感じましたか？ そのときにあなたはどう思いましたか？ そのとき，どんな気持ちでしたか？
評価	どんなところがよかったと思いますか？ どんなところを改善する必要があると思いますか？
分析	そのようにしようと思った理由について考えてみましょう． そのことがどのように影響したと思いますか？ そのことに影響を及ぼしたことが何かありましたか？
結論	今回のことからどのようなことを学びましたか？
行動計画	次回はどのようにしますか？ そのためにどのような取り組みをしますか？

（服部律子）

3

講義・演習・実習は
こう評価する

Q 21 学修成果はどのように評価すればいいのでしょうか？

A 21 学習課題の3つの領域に合わせて評価方法を選びましょう

　学修成果の評価方法は，学習目標に含まれている学習課題の種類に合わせて選びます．学習課題の種類と評価方法の組み合わせを表 3-1 に示します．

表 3-1　**学習課題の種類と評価方法**

学習課題の種類	概要	評価方法
認知領域	暗記や計算，説明できるようになるなどの課題	言語情報：学んだ内容を暗記できているかを試験する．教材に出てきたこと以外は問わない． 知的技能：学んだルールや原理などを応用できるかを試験する．教材で学んだこと以外の例で応用できるかを問う．
精神運動領域	身体を動かして何かができるようになる課題	実技試験
情意領域	価値観，モラルなど態度を問う課題	レポートなど論述による試験で目標となる態度が現れているかを見る．

各領域の評価のポイント

1. 認知領域

　「言語情報」については，学んだ内容を暗記できているかどうかで成果を確認するため，暗記したことを思い出して答えるような方法を用います．筆記試験がよく用いられます．ここで注意すべきは，学んだことを暗記できているかを確認するので，授業で学習したこと以外は問わないということです．

　「知的技能」については，学んだ原理やルールなどを理解できているかを確認する必要があります．ですから「言語情報」とは逆に，授業では扱わなかった場面や状況を用いて，それに応用できるかを筆記試験や口頭試問などで問います．認知領域ではこの2つを明確に区別し，どちらを学習目標としているかを踏まえて評価方法を使い分ける必要があります．

2. 精神運動領域

　ここでは，「手順を問う」ことと実際にできるかを実技試験することは違うという点に注意が必要です．「手順を問う」と，手順を暗記できているかの試験を行う認知領域の評価方法になってしまいます．

3. 情意領域

　情意領域の課題は評価するのが難しいです．本音と建前の区別をすることが極めて困難であり，行動をすべて観察するには時間と労力がかかり現実的ではありません．また，どう考えるかを問うと建前で答えてしまいがちです．「あなたならどのように考え，どのような行動をとるか」と，学習者自身の行動の意図を問う方法が，できるだけ本音に近づく評価方法として推奨されています．

学修成果の評価は難しい

　学修成果の評価はとても難しいです．評価に費やせる時間には限界がありますし，実技試験などでは費やせるマンパワーの問題もあります．学習内容すべてを１回の試験で確認することもできませんし，設問の妥当性なども考慮に入れなくてはならないので，評価の悩みは尽きません．

　学習目標と評価方法は対であることを意識し，「学習目標として何ができるか」と，**目指すことを明確に示し，それをどのような方法で確認するのか，シラバスで評価方法を明示し，学生と共有しておくことが重要です**．学習目標，評価方法をシラバスに示す場合の例を以下に示します（科目のシラバスへの示し方参照）．

1. 科目の学習目標を示す

　単元のレベルを目安にします．

例：女性のライフサイクル各期の健康問題を説明できる

2. 科目の学習目標に基づいて，該当する回の授業の学習目標で具体的に示す

　その回で扱う内容を，１項目に複数の行為動詞を含まないよう注意して示します．

例：月経に関連した異常について説明できる

3. 評価方法としてシラバスに明記しておく

　筆記試験やレポート，実技試験など，具体的に記載します．

例：筆記試験

・初回の授業でシラバスに基づいて説明する際，「説明できる」と示した学習目標の内容は筆記試験で評価することを説明しておく．

評価方法は学生の学習行動を変える

　教育学者の Brown は「学生の学習を変えたいのなら，評価の方法を変えなさい」と述べています[1]．

　学生から「試験は筆記試験ですか」とか「試験は穴埋め式ですか，選択ですか，記述ですか」というような質問を受けることはないでしょうか．評価方法は学生の学習行動に大きな影響を及ぼしています．先輩から「この科目は穴埋めで，授業資料から出るよ」と聞いていれば，授業資料を収集し資料のどこにマーカーを引くかに一所懸命になっても，それ以外の学習活動には関心が低くなったりすることがあります．「毎年，大体，過去問と同じ」と聞いていれば，過去問さえ入手できれば授業に積極的に参加しなくても大丈夫と思い，それが授業への参加度に影響することもあるでしょう．

　これは，事前に試験方法が学生に知られないようにするとか，毎年試験問題を変えるということではなく，私たち教員は，このように評価方法が学生の学習行動に影響をもたらすことを認識してどのように学修成果を評価するかを考える必要があるということです．

　そのためにも，1回，1つの方法で学修成果を評価するよりも，1科目のなかで，学習目標に応じてさまざまな評価方法を用いて，複数回に分けて評価するなど工夫が必要です．たとえば，確実に授業の復習をして暗記しておいてほしいような内容を扱った単元の後には穴埋め式などの筆記試験を小テストとして実施するなどです．私たち自身が**多様な評価方法を知り，それらを学習目標に合わせて使い分けることが求められています**．

教員の評価だけが
学修成果の評価ではない

　評価は，主体別に「他者評価」「自己評価」「相互評価」の3種類に分けら

れます．この項で述べてきた教員が学生を評価する方法は，「他者評価」にあたります．

「自己評価」は実習の評価などでよく用いられる方法で，学生自身が自分を評価します．自分自身の学習を振り返ることで，自己の課題に気づき，内発的に学習の改善を促すことができるという長所があります．自己評価を効果的に活用するためには，学生の行動レベルで評価基準を明確に示しておくことが不可欠です．自己評価の評価基準を事前に学生に示しておくことで，学生がどのように学習すればよいかを具体的に理解することにもなるという効用もあります．

「相互評価」は同じ立場で相互に評価を行うという評価方法です．教員が限られた時間内に，すべての学生の個別の状況(学習態度や行動など)を把握することが困難な場合であっても，それらについて評価が可能になります．グループワークなどで相互評価を活用することで学生たちが積極的に参加するなどの効果もあります．一方，学生同士の評価の場合，学生同士の関係性などで評価が左右される可能性もあるため，自己評価と同様に具体的な行動レベルでの評価基準を示しておく必要があります．学生間の評価への心理的ハードルを下げるために，この評価基準は「できない」という否定的表現を用いず，「できる」という肯定的な表現で表すよう工夫をします．

📖 文献

1) Brown GA, Bull J, Pendlebury M：Assessing Student Learning in Higher Education. p7, Routledge, 1997

（服部律子）

Q 22

どうすれば学生のがんばりを
評価できますか?

A 22 学習の前後でどのように学生が変化したか
で評価します

基準の違いによって 3 つの評価方法がある

　評価を行う場合には，どの程度学習が進んだかを測るための基準が必要となります．この基準の違いによって，**絶対評価，相対評価，個人内評価の 3 つに分類**されます（表 3-2）.

表 3-2　**基準別の評価の種類**

絶対評価	設定された学習目標に照らし合わせ，学生の到達度を評価する方法 到達度を基準を用いて評価するため，全員がその基準に達していれば全員が「優」になることもありうる
相対評価	集団のなかでの相対的な位置によって評価する方法 学生全員を成績順に並べ，上位 20％が「優」，50％が「良」，下位 30％「可」というように，各ランクの人数が決められている
個人内評価	個人の能力や特性を基準として，成長度合いによって評価する方法

がんばりを評価するには個人内評価を用いる

　個人内評価は，「前回よりもよくできるようになった」とか，「筆記試験はあまりよくなかったが，レポート課題はよくできていた」というように，学生個人の変化を捉え，そのがんばりを認める評価方法です．自分のがんばりが認められることは，ARCSモデルの「S：満足感」への働きかけとしても有効です（Q06，20頁）．

　その一方，個人内評価は，個人の中での成長度合いを評価するため，学習目標が達成できたかどうかが重要となるコース（科目）の最終評価に用いるには不向きです．コース（科目）の最終評価は，絶対評価を用いるのか，相対評価を用いるのかが教育機関ごとに決められています．

教育評価を構成する要素

　教育に関する評価には，何のために評価するのか（評価目的），誰が評価するのか（評価主体），何を評価するのか（評価対象），どのような基準で評価するのか（評価基準），どのような方法で評価のためのデータを収集するのか（評価方法）という5つの構成要素があります．教育評価を行う場合には，これらの構成要素に着目しながら，どのように評価するかを決定します．

評価の種類

　評価の目的別，主体別，基準別にいくつかの種類に分かれます．表3-3に目的別の評価の種類を示します．基準別の評価（93頁）や主体別の評価（91頁）には種類があること，そして，評価方法にもさまざまな方法があること（88頁）はすでに説明してきたとおりです．

　何のために評価をしようとしているのか，そのためには誰が，誰を対象として評価するとよいのか，それにはどのような方法が適しているかを考え，それに応じて評価する時期や方法を選んで評価します．

表 3-3　**目的別の評価の種類**

種類	概要
診断的評価	指導を行う前に実施し，学生のレディネス（準備状態）を把握するために行う
形成的評価	指導の途中で，学生が学習目標にどの程度到達しているかを把握し，その後の指導に役立てるために行う
総括的評価	授業の終了後に，学習目標と照らし合わせて，学生がどの程度達成できたかを最終的に評価するために行う

大切なことは学生のさらなる学習を促すこと

　梶田[1]は，評価について「評価の客観性や厳密性より教育性のほうが，無条件に優先させるものである」と述べています．その評価によって学生が自己の課題に気づき，さらにどのような取り組みをすればよいかを明らかにできるようにすることで，学生の学習を促すことが重要であることを忘れず，適切な評価を選択することが重要です．

📖 文献

1）梶田叡一：教育評価，現代教育評価事典．pp162-166，金子書房，1988

（服部律子）

Q23 筆記試験ってどうやって つくればいいのでしょうか？

A23 学習目標から，客観テストにするか 論述テストにするかを選び， 適切な評価基準を設けましょう

　筆記試験は，認知領域の学習の成果を評価するときに用いる評価方法の1つです．特に，知識や理解を評価するのに適しています．代表的なものを表3-4に示します．

客観テストはさまざまな形式を組み合わせる

　客観テストは，採点者の主観が入り込む余地がなく，客観的に採点できるため，評価の公平性が担保されています．また，採点が容易です．しかし，**正誤法や多肢選択法，組み合わせ法，並び替え法**では記号や番号で解答できるため，本当は理解できていないのに偶然正解する可能性があります．これらの特徴を踏まえ，さまざまな形式を組み合わせて出題するようにします．

　単純再生法や完成法では，「理解はできているようだが漢字が誤っている」ということが起こります．正しく漢字を使って解答することを求める場合にはそのことも問題文に指示するとともに，事前に「正しく漢字で書く必要がある」とアナウンスしておくなどの工夫をします．

表 3-4　**主な筆記試験の種類と特徴**

種類		特徴
客観テスト	正誤法	短文を読んで正しいか誤っているかを判断して解答する 短時間で解答できるので，多くの問題数を出題できる 偶然に正解する確率が 50%であることや，「誤」と解答した場合，学生はどこが誤りで，何が正しいのかを理解できているかがわからない点に注意が必要
	多肢選択法	複数の選択肢のなかから正しいものを選んで解答する 正答肢の数は複数設定することも可能 単純に名称などを想起するものから，理論や原理の応用，状況に応じた判断など広い範囲に活用できる 選択肢の作成など，問題をつくるのが難しい
	組み合わせ法	複数（多くは 2 つ）のグループから関連するものを 1 つずつ選んで解答する 分類や定義，関連する事実などの理解度を問うのに適している 何を組み合わせるかを明確に指示する必要がある
	並び替え法	項目を正しい順序に並び替える 手順や大きさ，年代，優先順位など，さまざまな順序のあるテーマに用いることができる 正しい答えの根拠まで理解できているかまでは評価できない
	単純再生法	学習した用語などを答える（「エストロゲンを分泌する臓器は何か」など） 正しい漢字で答える必要があるのか，ひらがなでもよいのかなども問題に指示しておく
	完成法	いわゆる「穴埋め式問題」で，文章の一部を空白にしておき，そこにあてはまる適切な語句や数字を答える 問題がつくりやすいメリットがある反面，空白部分が多くなりすぎると，何について問われているかがわからなくなるので注意が必要
論述テスト		問いに対して論述させる 「○○の重要性を説明しなさい」「○○の理論を用いて□□を説明しなさい」など，比較や段階の説明，状況に対する理論や概念の適用，分析など，さまざまな内容で出題ができる 採点の信頼性を高めることが課題 同じ基準で採点できるよう工夫が必要

論述テストは評価基準の明確化を

客観テストは，どちらかというと，理解していることを想起して答えるような場合や，判断を問う場合でも国家試験のようにいくつかの選択肢のなかから妥当なものを選ぶような場合に用います．

それに対して論述テストは，「この事例に対して必要な看護を述べなさい」や「マーサーの母親になるプロセスに基づいて，ここに示した事例を説明しなさい」などと，思考や判断，分析を問うような場合に用いることが多いです．学んだことを異なる状況に応用できるか，学んだ複数のことを統合させて考えることができるかなど，客観テストでは測定できない複合的な能力を評価することができます．

しかし，学生に自由に記述させるので，答案にはかなりのばらつきが生じます．そのため，前に採点した学生の答案がとてもよくできていると，その後に採点する学生の答案が「できていない」と思えるなど，評価のバイアスを生じやすいという特徴があります．

論述テストの場合には，最初に，何が述べられていたら何点を加点するかなど具体的な評価基準を作成しておきます．また，評価のばらつきが生じないようにする工夫の1つとして，最初に全員の答案をざっと読み，期待する解答に対してどの程度解答できているかの印象で，大まかに3〜4段階のグループに分け，その後，グループごとに細かく採点するという方法もあります．

問題文は簡潔に

筆記試験は問題文を読んで解答する試験ですから，問題文はとても重要です．**不必要に難しい表現を用いたり，複雑で長い文章になっていたりすると，問題の読解に時間を費やしてしまい，問題の内容そのものに集中できなくなってしまいます．**

また，曖昧な表現では学生は何を問われているかを理解できません．特に論述テストや客観テストの単純再生法では，的確に表現しておかな

いと，教員の出題の意図とは外れた解答が出てくることがあります．問題を作成したら，ほかの教員にわかりにくい箇所がないかを見てもらうなどするとよいでしょう．

学生の特性に応じて さまざまな難易度の問題を用意する

まったく解けないと，学習への意欲を低下させてしまいます．理解が十分ではない学生にも解ける問題をつくっておくことで，その後の学習への動機づけにつながります．その一方，よく理解できている学生には，さらに発展的な問題にチャレンジさせることで，より高いレベルの理解に到達したいという意欲を喚起することにつながります．発展的な問題は，チャレンジしたい人だけが解いて点数を積み上げられるようにするという方法もあります．

普段の学生の様子を見て，意欲の高い学生が多いようなら発展的な問題を入れる，自信がない学生が多いようなら達成感を感じられるような易しい問題を入れるなど，学生に合わせて工夫することも，優れた筆記試験問題作成のポイントです．

終了後のフィードバックも必要

教育評価では，単に学生の学習目標への到達度を測定するだけでなく，学生のさらなる学習を促すことが重要です．評価を通して，学生自身が，どこが理解できていて，どこを補ったり改善したりすればよいのか認識できるようにします．そのためにも，**筆記試験の結果は学生にフィードバックすることが望ましいです**．

フィードバックの際は，単に正答を伝えてそれを学生は覚えるというようなことにならないよう，さらなる学びの機会となるよう留意し，出題の意図やどの資料を確認すればよいのかを説明するなどの工夫をします．

教員の振り返りと修正も

　試験問題ごとの正答率や解答の偏りなどを分析し，筆記試験の対象となった学習内容への学生の理解度を把握し，授業改善に役立てるとともに，**試験そのものが適切であったかもチェックします**．

　事前に伝えてあった範囲と一致しているか，学生が授業で学んだ知識を活用して解答できるようになっているか，試験時間に対して問題数は適切か，問題文の指示は明確で誤解を招く表現ではないか，問題自体が取り組む気持ちにさせるようなものになっているか，ある問題がわからないとほかの問題も解答できないようになっていないか，などをチェックし，次に向けて改善点を明らかにします．

（服部律子）

実技テストの評価って
どうすればいいのでしょうか？

A
24

チェックリストやルーブリックを用いて評価します

基準のわかりやすい評価表を用いる

　実技テストは，複数の教員が分担して評価を行うことがあります．公平に評価するためにも，**基準が明確に示された評価表**（表 3-5）**を用いる必要があります**．また，評価の結果のフィードバックから学生が自分の課題を理解し，向上を目指して何に取り組めばよいかがわかるようなものであることが求められます．

　チェックリストとルーブリックのどちらを選択するかは，評価する技術の種類や，設定されている学習目標などによります．たとえば，「正しい手技で血圧測定を行うことができる」という学習目標であれば，チェックリストのほうがシンプルで評価しやすいかもしれません．「ベッドサイドで適切に患者の血圧測定ができる」というような血圧測定の手技だけではなく，情意領域も含むような複雑さを増した目標の場合には多様な観点で評価できるルーブリックのほうが評価しやすくなります．

表 3-5　評価表の種類

チェックリスト	学習目標を細分化して 1 つの行動を 1 項目として評価項目とし，各項目に対して「できた」か「できなかった」で評価する
ルーブリック	評価の観点と到達度を示す尺度を表にしたもの それぞれの段階に対応した成果の特徴が評価基準として具体的に示されており，どこに当てはまるかで評価する

表 3-6　チェックリスト作成時のポイント

1. 評価項目は，1 項目に 1 つの動作や内容になるよう作成する．
2. 評価項目は具体的に表現する．
3. 実技テストで実演する流れに沿って項目を並べる．
4. 学習目標に照らし合わせ，チェックが必要な事項に限定する．
5. 何項目「できた」となれば合格とするのかなど，合格基準を決めておく．

チェックリストを作成する

　ここでは，基礎的な技術が習得できているかを評価するような場面を想定し，チェックリストの作成について説明します（「資料 4：チェックリストの例」を参照）．

　評価項目は，「実施前に手指消毒をした」というように，「できた」か「できなかった」で評価することを意識した表現を用いて作成します．評価項目がリストアップできたら，**複数の教員で確認し，全員が同じように理解できる具体的な表現になっているかを確認します**．

　「実施前に手指消毒をした」という場合，どのような状態で手指消毒ができていれば「できた」と判断するのかを事前に打ち合わせ，担当する教員全員が同じ基準で「できた」と判断できるようにします（表 3-6）．

　🖥 資料 4

チェックリストに尺度を加えるかどうか

　できたか否かだけではなく，どのような水準でできたかに着目する場

3

評価方法

講義・演習・実習はこう評価する

合には，チェックリストに「1人でできた」「助言を受けてできた」「援助を受けてできた」「援助を受けてもできなかった」など，3〜5段階程度の水準を表す尺度をつくって評価する場合があります．

　たとえば，助言や援助を受けながらできればよいのであれば，「援助を受けてできた」を合格の最低水準とし，「助言を受けてできた」や「1人でできた」などより高い水準で到達度できた学生を評価することが可能になります．しかし，教員間で評価のばらつきが生じる危険性があります．

　評価のばらつきが生じると評価尺度として機能しなくなってしまいます．このような事態を避けるため，「助言」と「援助」の違いを具体的に定義づけたり，どのような状態がそれぞれの水準に該当するかを詳細に打ち合わせしたりしておくことが必要です．何人かの学生の協力を得て実技テストと同じ場面を撮影し，動画を見ながら同じ学生の実技を教員全員で評価し，結果が一致するまで擦り合わせることも，評価のばらつきが生じないようにする有効な方法です．

　また，**どのような場面でその評価表を用いるかによって，合格の基準をどこに設定するかについても検討する必要があります**．たとえば，演習で学んだ技術の実技テストで「助言を受けてできた」を合格にしてよいかどうかなどです．

　ルーブリックの作成については，**Q26**（108頁）で解説します．

（服部律子）

Q25 グループ課題の場合, 学生1人ひとりを評価することってできますか?

A25 取り組みに対する学生の相互評価を用いたり, 終了後に個々に取り組む課題を課すことで評価できます

　グループで1つの課題に取り組んだ場合，グループの成果物で評価すると，その課題にどの程度貢献したかに関係なく，メンバー全員が同じ評価になってしまい，学生から「何もしていない学生もがんばった学生と同じ評価になるのは不公平だ」という反応が出てしまいます．

　認知領域の課題をグループ学習した場合であれば，その成果をテストで確認することができ，個人の到達度を評価することができますが，**グループで1つの成果物をつくるような場合にはほかの評価方法を組み合わせる必要があります**．

事後課題での振り返りの内容を評価に加える

　協同学習の基本的要素（Q15, 61頁）やリフレクティブサイクル（Q20, 83頁）を参考にしながら，**課題や取り組みの内容に応じて事後課題を課し，提出されたものを評価します**．事後課題には，表3-7 に示したような内容を盛り込みます．ただし，ここに示した例をすべて課す必要はなく，取り組みの内容や，学生が事後課題に費やせる時間，学生数や教

表 3-7　グループで課題に取り組んだ場合の個人評価のための事後課題の項目例

1. グループワークに自分はどのように関わったか
2. 自分はグループワークにどのように貢献したか
3. グループワークをしてどのように感じたか
4. グループワークへの関わりでよかった点や改善しようと思う点は何か
5. グループワークを通してどのような知識が習得できたか
6. グループワークを通して気づいたことは何か
7. 今後に向けて取り組んで行こうと思うことは何か

員が評価に使える時間などを考え，実現可能なものとなるよう工夫します．

　項目を書き込んだワークシートを作成したり，項目だけを提示して自由に記述させるなど事後課題の提出方法にも工夫します．ワークシートとした場合には，要点を絞って記述するよう分量をこちらで設定することができます．

グループメンバーによる相互評価

　Q21（92頁）でも触れていますが，相互評価とは同じ立場で相互に評価する方法で，**ピア評価**や**同僚評価**ともいいます．教員が個別に把握することが難しいグループ内での取り組みを評価することができます．また，学生が評価者になることで学習の要点を理解でき，自らの学習の改善に役立てることができるというメリットもあります．

　その一方，学生同士の関係性や他者からの批判を受け入れる雰囲気が醸成されているか否か，相互評価の実施方法などによっては，緊張を避けるために全員を同じ評価結果にしてしまい，効果的に実施できない場合があります．

　評価項目には，学生がつけることに抵抗を感じるような，「○○ができていない」というような否定的な表現を使わないようにしたり，授業終了時にその場でつけて提出するのではなく後日レポート提出ボックスに提出するようにしたり，期間を設けてその間にオンラインで評価結果

を入力するようにするなど工夫します．また，単なる他者への批判にならないよう，自分の貢献度を評価するような項目も設定するなど，**自分と他者を評価できる内容にするなどの工夫もあります**．学年が変わるとうまくいかないということも起こるので，試行錯誤しながら，より効果的な相互評価を考えていきます．

（服部律子）

Q26 実習の評価はどうすればいいのでしょうか？

A26 ルーブリックや尺度をつけたチェックリストを用いて評価します

　実習や実技テストなど実践を評価する場合，チェックリストやルーブリックを用いて評価するという点では方法は共通しています．実習の評価が実技テストと異なるのは，実技テストはある一定の条件で設計された課題に対する実践を評価するのに対し，実習の評価は異なる場所（実習施設など）やそれぞれに異なる受け持ち患者に対して行う看護実践を評価する点です．複数の技術を組み合わせて実践したり，認知領域，精神運動領域，情意領域のすべてを統合させて実践したりするなど，実習のほうがより複雑な実践になります．

　このような実習の特性を踏まえると，**実技テストのように「できた」「できない」といったシンプルなチェックリストで評価することは不可能です**．そこで用いるのが，ルーブリックや，「1人でできた」「助言を受けてできた」「援助を受けてできた」「援助を受けてもできなかった」などの尺度をつけたチェックリストのように，どの程度の水準でできたか，段階で評価できるツールです．

尺度をつけたチェックリスト

　Q24（102頁）でも述べましたが，「1人でできた」「助言を受けてできた」「援助を受けてできた」「援助を受けてもできなかった」など，どの程度できたかの水準を表した尺度をつけたチェックリストを評価表として用いる方法があります．評価表を作成する際は，まず，実習目標から具体的な行動目標を設定します．そしてこの行動目標を評価項目とします．

　実習評価に尺度をつけたチェックリストを用いる場合も，**Q24** の演習の評価と同様に，教員間の評価のばらつきが生じないよう，「援助」や「助言」とはどの程度を指すのかなど，担当する教員全員で評価基準について共通理解をしておく必要があります．

　その際，たとえば，この実習の評価での「助言」とは「教員や実習指導者が，スポットで，言葉で助けを出すこと」で，この評価項目では，「状況に応じてどちらを先にするかを助言した」場合に，「助言を受けてできた」と評価し，次に何をするかを1つひとつ指示されて実践できたような場合は「援助を受けてできた」とする，というように，**評価項目ごとに具体的な実習場面の例を挙げながら十分に話し合っておく必要があります**．

　また，演習の場合と同様に，どの水準を合格とするのかも事前に十分に検討しておくことが必要です．実習の場合，設定された状況のなかで実施する実技テストなどとは違い，受け持ち事例の状況によって実践の難易度が異なります．このような実習の特性を踏まえ，ある程度の幅をもたせて合格基準を決めることも必要でしょう．たとえば，全評価項目で「助言を受けてできた」以上で合格とすると合格基準は高すぎますが，全項目で「援助を受けてできた」では低すぎるということがあります．受け持ち事例の状況によっては「援助を受けてもできなかった」項目が生じる可能性もあります．

　「1人でできた」を3点，「助言を受けてできた」2点，というように，各段階を点数化し，全体の得点率が60％以上の場合に合格とするなど，1つ1つの項目ではできたことやできなかったことがあっても，全体でこの程度に達していれば合格とするなど，ある程度幅をもたせた合格基

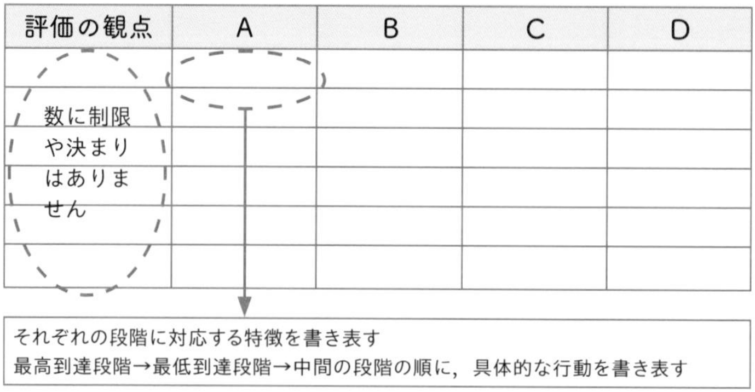

評価の観点	A	B	C	D
数に制限や決まりはありません				

それぞれの段階に対応する特徴を書き表す
最高到達段階→最低到達段階→中間の段階の順に，具体的な行動を書き表す

図 3-1　ルーブリックの書き表し方

準とするという方法もあります．

ルーブリックの活用

　学習目標に認知，精神運動，情意の複数の領域を含む実習の評価では，**それらを統合して評価することができるルーブリックは使いやすいツールです**．

　それぞれの項目に対して4段階程度の水準を設定し，各段階に対応した行動の特徴を書き表します．それが評価基準となるため，学生がイメージできるよう実習場面に即した具体的な学生の行動で示します（図3-1）．

　ここで注意するポイントは，1つの枠に1つの行動の特徴を表すことです．たとえば2つ以上の行動を盛り込んだ場合，Xという行動はAの段階に当てはまるが，Yという行動はBの段階という場合に，AとBどちらの段階にすればよいか判断できません．ルーブリックを作成する場合には，実際の実習での学生の様子をよく観察し，それを踏まえながら，どのような状態になることを目指すのかを記載するようにします．

🖥 資料5

ルーブリック作成の流れ

実習目標から，それぞれで期待される最高到達段階を書き出し，リストにします．次に，このリストを類似する項目ごとにグループ化し，それぞれのグループに見出しをつけます．実習の場合，実習目標に沿って作成すると，その時点で類似する項目のグループになっているので，グループ化の作業はほとんど必要ないでしょう．

グループ化ができたら，グループごとに見出しをつけます．この見出しを評価の観点や，評価の領域ともいいます．実習のルーブリックの場合，実習目標1つで1グループになるようなイメージです．1項目で1つの見出しになる場合もあります．次に，見出しを評価の観点として一番左に並べ，その横に左から右へとランクを下げながら4段階程度の水準の表を作成します．

評価の各段階には，最高到達段階がすでに示されていますから，次に，それぞれの最低到達段階を入れていきます．その後，中間段階を記述して作成します．このとき，最高到達段階から徐々に下がるような表現ではなく，最低到達段階から徐々に上がっていくような表現がよいといわれています．また，段階は少ないほど作成しやすいので，最初は3段階にするなどするとよいでしょう．

評価表は事前に学生に示す

実習のような総合的な実践の場合，学生には，どのような視点で評価されるのか，どの程度できればよいのかが見えにくく，どのようにがんばればよいかイメージしにくい場合があります．ゴールが見えないというのは，学習意欲にも影響を及ぼすため（**Q07**，28頁），**評価表を学生と教員で共有するなど評価を可視化しておくことが重要になります**．評価を可視化することは，実習以外の場合にも同様に重要です．

評価を可視化するためにも，チェックリスト（**Q24**，102頁）やルーブリックが有効です．チェックリストとルーブリックのどちらを用いるか

は，それぞれの実習の目標に対して，どちらがより具体的に，目指すべき行動が表現できるか，どちらがより実態に即して評価できるかで選択します．

（服部律子）

実習の単位を認定できるかを
評価するって難しい

　看護教育に携わっていると，その実習科目の最終評価を合格にして単位を認定してよいかどうか悩む場合があります．また逆に，不合格にすることに悩む場合もあります．

　臨地実習の場合には，受け持ち患者の状態などの影響も受けるため，さらに難しくなります．受け持ち患者との相互作用も考慮しながらどう評価するか，評価に悩むことは少なくありません．また，実習の様子から「看護師として働くことは難しい」と感じて悩むこともあるかもしれません．

　教員になって何年経っても評価は難しく，また悩みの種ですが，それがわれわれ教員に課せられた責務であることを考えると，覚悟をもってこのことにチャレンジしなければなりません．そして，常に，教員自身が「適切に評価できているか」自問自答を重ね，より「適切に評価」できるよう研鑽の日々でもあります．

評価基準の明確化が必要

　単位認定できるかどうかは，その科目の学習目標を達成できているかどうかで決まるわけですから，学習目標をしっかりと設定し，目標に合った評価方法を用いること，そして，その科目の終了時点でどこまで達成できていたら「合格」とするのか，到達度に応じてどのようなレベルに分けて評価するのか，評価基準を明確にしておくことが重要です．教員の「感覚」や認知バイアスによって評価結果が左右されないようにするためにも，基準の明確化は不可欠です．

　この時に，「できる」という表現をよく用いますが，「できる」とはどのような状態を示すのかを具体的にできていないと，最終評価の時点で，「できている」としてよいかどうかを悩むことになります．

評価と支援は一体

　「適切に評価する」．それは当然のことで，一言で簡単に表現されますが，実際にはとても難しいです．そして，学習目標に対して合格基準に達しておらず，課題を残している学生を「不合格」とするのは私たち教員自身にとっても本当に悩ましいことですが，合格基準に達していない学生には学び直してもらい，学習目標の達成を目指して努力できるよう支援することが必要です．

　また，「全然できていない」と感じた場合には，「（学生が）できるようになるために，適切な学習の支援ができているか」を自分に問うよう心がけています．授業でも，演習でも，実習でも，学生の学習を促し，学習目標を達成できるような仕組みや支援ができていたか，その結果が学生の評価として自分に突きつけられるため，評価すること，単位認定できるかどうかを決断することは悩ましいのかもしれません．

（服部律子）

4

改善方法

それぞれの段階で
改善する

授業を改善したいのですが，どうすればいいのでしょうか？

A 27 研修などで新しい方法を学んで改善する方法と，自分自身の授業を振り返って改善する方法があります

新しい方法を学ぶ

　新しい授業法を学び，それを自分の授業に取り入れていきます．新しい方法を学ぶには，いろいろなところで開催されている研修会に参加したり，書籍や映像から情報を得たり，はかの教員にどのように授業しているかを聞いたり，ほかの教員の授業を見学したりするなどの方法があります．

　大学では，FD（Faculty Development）で教育方法を学ぶ機会があるでしょうし，その一環として**授業の相互参観**が行われることもあります．

自分の授業を振り返って改善する

　自分自身の授業を振り返るには，授業評価の結果を受けて改善することが重要です．しかし，ただ漠然と振り返っても改善策はみえてきません．改善策を見出すための１つのモデルとして，ALACT モデル[1]があ

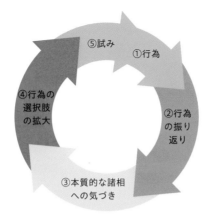

図4-1　ALACTモデルを用いた授業改善の例

①糖尿病の食事療法について理解できるようにするため，ジグソー法を用いたグループワークでそれぞれの食事療法について学習させた．
②グループワークにしたことで積極的に疑問点を解決しながら学習に取り組み，事後のテストから糖尿病の食事療法についての知識は獲得できていたが，事例への応用までは深められていなかった．
③糖尿病の食事療法について理解し，知識として覚えることはできたが，「患者の生活に合わせた食事療法の支援を考える」という，学習目標に対して，知識の応用の取り組みが不足していた．
④次回は，糖尿病の食事療法の基本的な知識はワークシートなどを用いて事前学習してくることとし，授業では，事例を使って患者の生活に合わせて食事療法の支援を考えることができるようにする．
⑤次年度の授業では，糖尿病の食事療法の基本的な知識を事前学習とし，授業では複数の事例を提示し，その事例の状況を踏まえて適切な支援を考えるグループワークをする．
〔フレッド・コルトハーヘン(編著)，武田信子(監訳)，他(訳)：教師教育学―理論と実践をつなぐリアリスティック・アプローチ，学文社，2010より作成〕

ります．

　このモデルは①**行為**(Action)，②**行為の振り返り**(Looking back on the action)，③**本質的な諸相への気づき**(Awareness of essential aspects)，④**行為の選択肢の拡大**(Creating alternative method of action)，⑤**試み**(Trial)の5段階で授業の振り返りを行うというものです．

　図4-1に，ALACTモデルとそれに沿った例を示します．

授業を振り返る

　振り返りには2つの段階があります．図4-1に示した②行為の振り

返りと，③本質的な諸相への気づきです．

　振り返りを行うためには，まず，授業中の学生の反応を観察して理解度を確認すること（Q29，123頁），1回の授業や単元終了後に事後テストや課題などから理解度を確認すること（Q28，121頁）が不可欠です．そして，これらの結果から学習目標への到達度などを評価します．この段階が，図4-1に示した②行為の振り返りの段階です．

　学生の学修成果の評価が終わると「いろいろと工夫して授業をしたのに，どうしてここができていないんだろう」と感じたり，理解度の低さに教員が落ち込んだりすることがありますが，ここからさらに掘り下げて振り返り，改善へとつなげていくことが大切です．これが，図4-1の③本質的な諸相への気づきの段階です．

　学修成果が十分に得られなかった点については，その原因を考えます．学習目標に対して適切な内容や方法で授業が構成されていたか，学習目標は受講している学生の習熟度に対して妥当な目標だったかなどを見直します．自分が担当している科目だけで考えるのではなく，カリキュラム全体や，他の科目での学習内容や学習進度など広い角度から考えることも必要です．

　授業中の学生の反応で，「集中できていなかった」「何をすればよいのか戸惑っている学生が多かった」「グループでの話し合いができていなかった」などがあれば，その原因を考えます．「授業の内容に関係のない刺激はなかったか」「座席の間隔は十分だったか」「教室の温度は適切だったか」「何をするのか明確に指示できていたか」「教材は足りていたか」「アイスブレイクは十分にできていたか」など，さまざまな観点から振り返ります．

　このときに大事なことは，すぐに対処法を考えないということです．自分1人では多角的に振り返ることが難しい場合には，同僚と相談したり，同僚に自分の授業を参観してもらったりすることも役立ちます．

　ALACTモデルでは振り返りを促す問いとして次のような問いが提示されているので活用してください（表4-1）．

表 4-1　振り返りを促す問い（ALACT モデル）

> ・授業の文脈はどのようなものでしたか
> ・あなたは何をしたかったのですか
> ・あなたは何をしたのですか
> ・あなたは何を考えていたのですか
> ・あなたは何を感じたのですか
> ・学生は何をしたかったのですか
> ・学生は何をしたのですか
> ・学生は何を考えていたのですか
> ・学生は何を感じていたのですか

〔フレッド・コルトハーヘン(編著)，武田信子(監訳)，他：教師教育学—理論と実践をつなぐリアリスティック・アプローチ，学文社，2010 より作成〕

振り返りから改善点を見出し，試してみる

　振り返りの結果から改善が必要な点を見出せたら，次に，どのような改善策があるかを考えます．ここでも大事なことは，1つの選択肢ではなく，できるだけ多くの選択肢を考えるようにするということです．可能性のある複数の選択肢を考え，そのなかから最も適していそうな1つを選び，試みます．これが図 4-1 に示した④行為の選択肢の拡大と⑤試みの段階です．

1 回で終わらない

　選んだ選択肢を試してみたら，また振り返り，同じプロセスを繰り返します．最初は振り返りをすることがとても大変に思えますが，繰り返していると，授業改善のための振り返りの習慣がついてきます．
　このように授業改善のための振り返りをしていると，学生の学修成果を評価することは，教員の授業を改善するためのものであることを強く感じます．

📖 文献

1) フレッド・コルトハーヘン(編著)，武田信子(監訳)，他：教師教育学—理論と実践をつなぐリアリスティック・アプローチ，学文社，2010

（任和子・服部律子）

Carrollの時間モデル

　1963 年に Carroll[1] は「学校学習の時間モデル」を提唱しました．このモデルでは，学習の成果は学習者の資質や能力の差によるのではなく，学習者が学習に必要な時間をかけたか否かによるというものです．

　学習者の能力によって学習課題が達成できるかどうかが決まるのではなく，その人に必要な時間さえかければ達成できるという考え方です．そして，その達成の度合いを「学習率」とし，次のような式を示しています．

$$学習率 = \frac{学習に費やされる時間}{学習に必要な時間}$$

　学習に必要な時間や学習に費やされる時間に影響を及ぼす要因を次のように示しています．

学習に必要な時間に影響を及ぼす要因

・**課題への適性**
・**授業の質**
　教師が実施する授業，教科書，問題集，コンピュータ教材なども該当する．
・**授業の理解力**
　授業の質の低さを克服する学習者の力．一般的な知能と言語能力が高いと授業理解力も高い傾向がある．

学習に費やされる時間に影響を及ぼす要因

・**学習機会（許容された学習時間）**
　ある課題を学習するためにカリキュラムのなかに用意されている授業時間．
・**学習持続力（学習意欲）**
　与えられた学習機会のうち，実際に学ぼうと努力して学習に使われた時間．

📖 文献

1) Carroll JB：A model of school learning. Teachers College Record 64, 723-733, 1963

（服部律子）

Q 28 コースの途中で学生の理解度を確認したほうがいいのでしょうか？

A 28 毎回の授業終了時や単元の終了時に理解度を確認するとよいでしょう

　授業を受ければ学生は理解できるというわけではありません．各回の授業終了後や単元ごとに理解度を確認することで，必要に応じて理解できていないところを補い，学習目標の達成が可能になりますし，授業改善にも役立ちます．

　表 4-2 に理解度確認のタイミングと着目するポイントを示します．

　科目の最初の授業や単元の終了時には，理解度を確認することで，学生のレディネスなどの分析が妥当であったかどうかも確認するようにします．授業を通して学生の状況を把握し，授業の進度や 1 回の授業で学習する分量，1 回の事前・事後課題の分量が妥当であったかなどを評価し，その結果から授業設計を微調整したり，各回の授業の計画を工夫したりします．また，新しい方法を取り入れた場合にも必ず学生の理解度を確認し，方法が妥当であったかを確認するようにします．

　各回の授業終了後や単元ごとに理解度を確認することは，授業改善のためにも重要です．

表 4-2　**理解度確認のタイミングと着目するポイント**

タイミング	着目するポイント	方法の例
毎回の授業終了後	・授業計画はどうだったか 　時間配分，方法，事前課題（ある場合），発問のタイミング，教材の選択など ・学生はその日の授業の要点を理解できていたか ・わかりにくいところはなかったか	・自分自身の授業を振り返る ・授業終了時のミニッツペーパーに，その日理解したこと，質問，わかりにくかった点を書いてもらう ・ミニテスト ・学生に質問して反応を確認する
各単元の終了時	・単元の設計はどうだったか 　各回の授業の構成，授業ごとの事前・事後課題など ・学生の理解度 ・学生がどの程度学習しているか	・単元のなかの授業ごとの自身の振り返り ・ミニテスト ・課題 ・直接学生に学習状況などを質問する

（任和子・服部律子）

Q29 授業の途中で理解度を確認したほうがいいのでしょうか？

A29 テーマが変わるときなど，ところどころで学生の反応から確認しましょう

各回の授業の途中で理解度を確認することも大切です．学生の反応を観察したり，質問したりして学生の理解度を確認します．

学生の反応を見る

学生が説明を集中して聴くことができているか，表情や様子，ノートの取り方などを観察します．説明が速すぎるときなどは，メモを取っている手が必死に動いていたり，途中から集中できなくなってきたりします．また，内容を理解できていないときには周囲の学生に尋ねるような様子がみられたり，集中できなくなったりと，学生たちは如実に反応を示します．

グループワークを取り入れているときには，教員はグループの間を回って，集中できているか，与えられた課題に沿ってワークが進められているかなど学生たちの様子を見て，課題が正しく理解できているか，順調にワークが進んでいるか，戸惑っているところはないかなどを確認します．

4

改善方法

それぞれの段階で改善する

理解度を確認する

　学生が授業の内容を理解できているかを確認する方法には，授業の途中で何人かの学生を指名して授業の内容に関する問題に回答させる，クリッカーなどのツールを使って答えさせるなどの方法があります．

　クリッカーとは，授業支援ツールといわれる教育機器で，全学生1人に1台ずつの専用のリモコンを配付し，そのリモコンで回答します．画面上に回答状況が映し出されるので，どの程度の学生が理解できているかを確認することができます．最近では，学生のスマートフォンを用いて回答できるようなアプリもあります．

　クリッカーのような特別な機器がなくても，多肢選択式の問題を出して，手を上げさせるなどの方法でも確認できます．

　教員の説明が速すぎたり，わかりにくかったりすると，学生は学習への意欲を失ってしまいます．学生が理解できているか，様子を見ながら授業の進め方を微調整したり，そのときはすぐに調整することが難しい場合には今後への改善に向けた根拠とするなどして，授業改善につなげていきます．

（任和子・服部律子）

Q30 カリキュラムが適切かを
評価するにはどうすれば
いいのでしょうか？

A30 妥当性，有効性，効率性の３つの観点から
評価し，改善の取り組みにつなげます

　カリキュラムの評価は，教育の質保証の観点からも重要な取り組みです．ここでは，妥当性，有効性，効率性の３つの観点からの評価について説明します．

妥当性

　保健師助産師看護師学校養成所指定規則を遵守していること，大学の場合には大学設置基準を遵守していることは絶対条件ですが，そのほかに，各教育機関で定めている学習目標が社会のニーズに合っているか，現在のわが国の保健医療の場で求められている実践力と乖離がないかなども見直します．

有効性

　卒業時の学習成果を定めている学習目標と照らし合わせ，学習目標が達成されているかを評価し，カリキュラムが目指した学習成果を挙げられるようなカリキュラムになっているか，その有効性を評価します．そ

のために，学習成果を把握できるよう可視化する仕組みが重要となります．

　学習成果を可視化するための方法は，レポートや筆記試験などの学習成果物から評価する直接評価と，学生自身が何をできるようになったと認識しているかの自己評価，カリキュラムについて何がよかったと思っているかなどから評価する間接評価があります．

直接評価

　単に科目の成績の集積ではなく，卒業時の学習目標に対して評価することが求められるため，学習の最終段階となる統合科目や実習科目，卒業研究など，これらを測定する授業科目を定め，それらの評価で学習目標に対する到達度を評価します．また，社会人基礎力などはそれを測定できるアセスメントテストを独自に作成したり，業者のテストを用いたりして評価します．大学教育では，この学習成果を可視化し，教育の質の改善につなげる仕組みづくりが求められています．

自己評価

　卒業時の到達目標（大学ではディプロマ・ポリシー）に対して，学生自身がどの程度到達できたと捉えているかを自己評価してもらう方法です．卒業時の到達目標に掲げている能力を質問項目に設定し，「できる」から「できない」までの4段階で回答する質問紙を作成したり，3年間もしくは4年間の学びを通してどのような能力が身についたと感じているかを自由記述で回答してもらうようにしたりします．

間接評価

　評価に用いるデータをアンケートやインタビューで収集します．学生の卒業までの学びへの満足度，カリキュラムについてよかったことや改善してほしいことについてのアンケートや，卒業までの学びを振り返ってどうだったかの学生へのインタビュー，卒業生の就職先の上長からの評価のアンケートなどがあります．

効率性

　どんなに素晴らしい学習成果を挙げていても，そのカリキュラムを運営するために学費などの収入以上の費用がかかったり，教職員の負担が大きかったりすると，継続的に運営することが困難となります．これではよいカリキュラムとはいえません．

　学内外の資源が有効に活用できているかも含めて評価することも重要です．

評価を改善の取り組みにつなげる

　カリキュラムを評価した後は，そこで見出された課題に対して改善の取り組みを行います．設定されている科目や各科目の開講時期に改善点が見出された場合には，カリキュラム自体を改善する必要があります．また，カリキュラム自体には問題はないが学習目標が十分に達成されていないような場合には，さらにその原因の解明が必要です．

　カリキュラムが十分に機能させるためには，教員の意識改革や教育技能の向上への取り組みも必要となります．教員個人の自己研鑽も必要ですが，研修の機会を設けるなど組織的な取り組みも必要となります．また，教員同士の連携や協力も不可欠です．さらに，看護教育では実習施設など学外の組織の影響も大きく，学外の組織と教育理念や教育方針を共有することや，連携して教育ができる仕組みづくりも欠かすことができません．

　これら，教員個人の取り組みを促したり，組織的な取り組みを実践したりするためには管理職や中堅層の教員のリーダーシップが重要となります．

4

改善方法

それぞれの段階で改善する

学生の自己評価は認知バイアスに注意

　実習指導で，教員や指導者は「もう少し努力が必要だな」と評価している学生が自信満々に高い自己評価をつけていて困ったという経験はないでしょうか．

　このように，能力を身につけていない人のほうが，自分の能力を高く評価してしまう傾向にあるという認知バイアスが生じることが，社会心理学者のダニングとクルーガーによって明らかにされており，これを**ダニング・クルーガー効果**といいます．

　それとは逆に，教員や指導者が「とてもよくできていた」と評価している学生が「ほかの学生はもっとできていたのに，自分はそこまでできていなかった」や「○○もできていなかったし，◇◇もできなかったし，全然できていなかった」と落ち込み，「△△なところができていたよね」とできていたところを伝えても，なかなか伝わらないということもあります．

　これも，周囲の人を過大評価するという認知バイアスによって生じる現象で，能力の高い人のほうが自分の能力を過小評価する傾向にあるといわれています．

　間接評価として学生の自己評価を用いる場合，これらの認知バイアスが生じることを考慮しておく必要があります．「できる」「おおむねできる」「あまりできない」「できない」といった，どの程度できるかを数段階に分けて漠然と尋ねるのではなく，ルーブリックなどを用いて，それぞれの段階の具体的な行動や状態を示すことで認知バイアスができるだけ生じないよう工夫することも必要です．

　これらの認知バイアスは，自己評価を用いるすべての教育場面で生じるため，カリキュラム評価に限らず，注意が必要です．

📖 文献 ─────────────────────────────

1) 中井俊樹，上月翔太，橋本規孝：シリーズ大学教育の質保証 カリキュラムの編成. pp133-143，玉川大学出版部，2022
2) 中井俊樹，森千鶴(編)，中井俊樹(シリーズ編)：《看護教育実践シリーズ》〈1〉教育と学習の原理. pp112-127，医学書院，2020

（服部律子）

4

改善方法

それぞれの段階で改善する

３つのポリシーって何？

　「ディプロマ・ポリシー」「カリキュラム・ポリシー」「アドミッション・ポリシー」を指して，"３つのポリシー"と呼んでいます．

　この３つのポリシーは，各大学が，それぞれの教育理念に基づいて独自に定めるもので，学校教育法施行規則第百六十五条の二には，「大学は，当該大学，学部又は学科若しくは課程（大学院にあつては，当該大学院，研究科又は専攻）ごとに」定めることとなっています．

　たとえば「A大学 看護学部」の場合であれば，まず，A大学全体の３つのポリシーが策定され，それらを踏まえて，看護学の特性を踏まえた看護学部の３つのポリシーが定められ，看護学部の３つのポリシーに沿って学部での教育が実践されるということになります．

３つのポリシーのガイドライン

　３つのポリシーでどのようなことを定めるかについては，「卒業認定・学位授与の方針」（ディプロマ・ポリシー），「教育課程編成・実施の方針」（カリキュラム・ポリシー）及び「入学者受け入れの方針」（アドミッション・ポリシー）の策定及び運用に関するガイドラインに表１のように示されています．

表１　３つのポリシー

ディプロマ・ポリシー	各大学，学部・学科等の教育理念に基づき，どのような力を身に付けた者に卒業を認定し，学位を授与するのかを定める基本的な方針であり，学生の学修成果の目標となるもの．
カリキュラム・ポリシー	ディプロマ・ポリシーの達成のために，どのような教育課程を編成し，どのような教育内容・方法を実施し，学修成果をどのように評価するのかを定める基本的な方針．
アドミッション・ポリシー	各大学，学部・学科等の教育理念，ティプロマ・ポリシー，カリキュラム・ポリシーに基づく教育内容等を踏まえ，どのように入学者を受け入れるかを定める基本的な方針であり，受け入れる学生に求める学習成果（「学力の３要素」※についてどのような成果を求めるか）を示すもの． ※(1)知識・技能，(2)思考力・判断力・表現力などの能力，(3)主体性をもって多様な人々と協働して学ぶ態度

〔中央教育審議会大学分科会大学教育部会(2016)「卒業認定・学位授与の方針」（ディプロマ・ポリシー），「教育課程編成・実施の方針」（カリキュラム・ポリシー）及び「入学者受け入れの方針」（アドミッション・ポリシー）の策定及び運用に関するガイドライン. p3, 2016より引用〕

３つのポリシーの意義

　３つのポリシーを定め，明文化して公表することには，さまざまな意義があります．

　大学にとっては，「入口」（入学者選抜）から「出口」（卒業認定・学位授与）までを一貫した教育活動として捉え，全教職員がどのような人材を輩出するのかを共通理解し，連携して，体系的で組織的な教育に取り組むために不可欠なものです．

　学生や入学希望者とその関係者に対しては，どこに向かってどのように学修するのかや，教育課程の目標や構造を具体的に理解することで主体的な学びができるようになったり，卒業時にどのような力が身についているかの見通しを知ることで大学選びの参考になり，「こんなはずじゃなかった」というミスマッチを避けることにもつながったりします．

　また，社会に対しては，大学がどのような教育を行い，どのような人材を輩出しているかが可視化され，大学と社会との連携した取り組みができるようになります．

　これらのことを考えると，大学に限らず，専門学校においても，それぞれの教育理念を踏まえた独自の方針を示す意義は大きいのではないでしょうか．

📖 文献

1) 中央教育審議会大学分科会大学教育部会：「卒業認定・学位授与の方針」（ディプロマ・ポリシー），「教育課程編成・実施の方針」（カリキュラム・ポリシー）及び「入学者受け入れの方針」（アドミッション・ポリシー）の策定及び運用に関するガイドライン．p3, 2016
2) 中央教育審議会：新たな未来を気づくための大学教育の質的転換に向けて一生涯学び続け，主体的に考える力を育成する大学へ―（答申）．2012

（服部律子）

4

改善方法

それぞれの段階で改善する

📖 参考文献

・阿部幸恵：臨床実践力を育てる！ 看護のためのシミュレーション教育. 医学書院, 2013
・阿部幸恵(監修), 藤野ユリ子(編集)：看護基礎教育におけるシミュレーション教育の導入：基本的な考え方と事例. 日本看護協会出版会, 2018
・Carroll JB：A model of school learning. Teachers College Record 64, 723-733, 1963
・クリス・バルマン, スー・シュッツ(編), 田村由美, 池西悦子, 津田紀子(監訳)：看護における反省的実践, 原著第5版. 311-312, 看護の科学社, 2014
・池西靜江, 石束佳子, 藤江康彦, 他：学習指導案ガイダンス. 医学書院, 2019
・糸賀暢子, 元田貴子, 西岡加名恵：看護教育のためのパフォーマンス評価. 医学書院, 2017
・ジョナサン・バーグマン, アーロン・サムズ(著), 上原裕美子(訳), 山内祐平, 大浦弘樹(監)：反転授業. オデッセイコミュニケーションズ, 2014
・梶田叡一：教育評価, 第2版補訂版. 有斐閣, 2002
・三浦真琴：グループワーク その達人への道. 医学書院, 2018
・内藤知佐子, 宮下ルリ子, 三科志穂：学生・新人看護師の目の色が変わる アイスブレイク30. 医学書院, 2019
・中井俊樹, 服部律子(編), 中井俊樹(シリーズ編)：《看護教育実践シリーズ》〈2〉授業設計と授業評価. 医学書院, 2018
・中井俊樹, 小林忠資(編), 中井俊樹(シリーズ編)：《看護教育実践シリーズ》〈3〉授業方法の基礎. 医学書院, 2017
・小林忠資, 鈴木玲子(編), 中井俊樹(シリーズ編)：《看護教育実践シリーズ》〈4〉アクティブラーニングの活用. 医学書院, 2018
・高橋平徳, 内藤佐知子(編), 中井俊樹(シリーズ編)：《看護教育実践シリーズ》〈5〉体験学習の展開. 医学書院, 2019
・中井俊樹, 小林忠資(編)：看護のための教育学, 第2版. 医学書院, 2022
・鈴木克昭：教材設計マニュアル 独学を支援するために. 北大路書房, 2022
・田村由美, 池西悦子：看護の教育・実践にいかすリフレクション. 南江堂, 2014

おわりに

　本書では，初めて授業をすることになったときに「知りたい」と思うであろう内容を 30 の Question で解説し，Web 付録として資料や動画をまとめましたが，いかがでしたでしょうか．教育は奥が深く，本書に示したそれぞれの内容はほんの「入口」です．さらに知りたいと思う場合には，参考文献として挙げた書籍などを活用していただければと思います．

　「教育」は「教えること」と思われがちですが，学習の仕組みづくりであり，学生の学びを支援することです．自分たちに続く質の高い看護職を育成するためにも，学生の特性に合わせながら，効率的かつ効果的に学べるよう支援することは，私たち教員にとって，終わりのない学びと改善の日々でもあります．本書を手に取ってくださった皆さんと一緒に，これからもよりよい教育が提供できるよう，がんばっていきたいと思います．

　本書の刊行にあたり，多くの方々からご協力をいただきました．乾栞菜さん，久保西音羽さん，森田悠奈さんはじめ奈良学園大学保健医療学部看護学科の学生の皆さん，そして宮本雅子先生，木下純子先生はじめ奈良学園大学保健医療学部看護学科母性看護学・助産学領域の先生方には動画の作成にご協力をいただきました．また，医学書院の大野学氏には，本書の執筆の機会をいただき，なかなか筆の進まない私たちに伴走して無事完成にたどり着かせていただきました．この場をお借りして，ご協力くださった皆さんにお礼申し上げます．

　2024 年 4 月

著者を代表して　服部律子

索 引